院前医疗急救基本数据集：
浙江改良标准

名誉主编　俞新乐　黄东胜
主　　编　蔡文伟　金惠铭　李一霁　孙卫东

U0211236

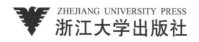

ZHEJIANG UNIVERSITY PRESS
浙江大学出版社

图书在版编目(CIP)数据

院前医疗急救基本数据集:浙江改良标准 / 蔡文伟等主编. — 杭州:浙江大学出版社,2020.4

ISBN 978-7-308-19736-6

Ⅰ. ①院… Ⅱ. ①蔡… Ⅲ. ①急救—基本知识 Ⅳ. ①R459.7

中国版本图书馆 CIP 数据核字(2019)第 246835 号

院前医疗急救基本数据集:浙江改良标准

主编 蔡文伟 金惠铭 李一霁 孙卫东

策划编辑	张 鸽
责任编辑	张 鸽
责任校对	季 峥
封面设计	雷建军
出版发行	浙江大学出版社
	(杭州市天目山路 148 号 邮政编码 310007)
	(网址:http://www.zjupress.com)
排 版	杭州朝曦图文设计有限公司
印 刷	浙江省邮电印刷股份有限公司
开 本	787mm×1092mm 1/16
印 张	26
字 数	509 千
版 印 次	2020 年 4 月第 1 版 2020 年 4 月第 1 次印刷
书 号	ISBN 978-7-308-19736-6
定 价	125.00 元

《院前医疗急救基本数据集：浙江改良标准》

编委会

名誉主编： 俞新乐　浙江省卫生健康委员会

　　　　　黄东胜　浙江省急救指挥中心，浙江省人民医院

主　　编： 蔡文伟　浙江省急救指挥中心，浙江省人民医院

　　　　　金惠铭　宁波市急救中心

　　　　　李一霁　宁波市急救中心

　　　　　孙卫东　浙江省卫生健康委员会

编　　委（按姓名拼音字母排序）：

　　　　　蔡文伟　浙江省急救指挥中心，浙江省人民医院

　　　　　陈　略　浙江省急救指挥中心，浙江省人民医院

　　　　　陈士敏　绍兴市急救中心

　　　　　陈　翔　浙江省卫生健康委员会

　　　　　费　敏　浙江省人民医院

傅建刚　浙江省人民医院

甘　桦　温州市急救中心

金爱萍　金华市急救中心

金惠铭　宁波市急救中心

毛友南　丽水市急救中心

牟立成　台州市急救中心

石爱丽　浙江省急救指挥中心,浙江省人民医院

王显荣　浙江省急救指挥中心,浙江省人民医院

夏追平　舟山市急救中心

徐德中　衢州市急救中心

叶忠平　义乌市急救中心

袁百利　湖州市急救中心

张军根　杭州市急救中心

郑建兰　浙江省人民医院

郑双琴　浙江省人民医院

郑悦亮　浙江省人民医院

周晟昂　浙江省人民医院

祝永明　嘉兴市急救中心

前　言

院前医疗急救是公共卫生服务体系的基本要素,信息化建设在院前医疗急救综合能力的提升中发挥着巨大的作用。2017 年 7 月 25 日,国家卫生和计划生育委员会发布了《院前医疗急救基本数据集(WS 542-2017)》,对提高院前医疗急救工作的指挥和调度水平具有重要意义。但是,由于各地区社会经济发展不平衡,所以该数据集不能适应浙江省社会经济发展水平及医疗服务的实际需要。为了进一步规范和科学管理浙江省院前医疗急救工作,提高院前医疗急救指挥信息系统建设水平,由浙江省急救指挥中心牵头,以宁波市急救中心为核心成员,组织全省院前医疗急救专家编写《院前医疗急救基本数据集:浙江改良标准》。

本标准适用于浙江省院前医疗急救的信息收集、储存与共享,为院前医疗急救信息的数据交换和共享提供一套术语规范、定义明确、语义语境无歧义的基本数据集数据元标准,实现院前医疗急救信息在收集、存储、共享等应用中的一致性,保证信息的有效交换、共享和分析;规范院前医疗急救工作的基本信息内容,指导院前医疗急救信息系统建设。

本标准在编制过程中结合了《院前医疗急救基本数据集(WS 542-2017)》和《美国院前医疗急救信息系统数据字典(版本 3.4.0)》[NEMSIS(National EMS Information System)Data Dictionary Version 3.4.0]的内容,同时参考了《院前医疗急救管理办法》《中华人民共和国国家标准家庭关系代码(GB/T 4761-2008)》《中华人民共和国国家标准职业分类与代码(GB/T 6565-2015)》《中华人民共和国国家标准个人基本信息分类与代码(GB/T 2261-1-2003)》《中华人民共和国国家标准世界各国和地区名称代码(GB/T 2659-2000)》《中华人民共和国医药卫生行业规范救护车(WS/T 292-2008)》《中华人民共和国医药卫生行业规范卫生信息数据元值域代码(WS 364.6-2011)》《中华人民共和国医药卫生行业规范卫生信息基本数据集编制规范(WS 370-2012)》等国家标准及行业规范。

本标准由数据集元数据属性和数据元目录组成,包含 5 个数据子集,共计 271 个数据元,覆盖呼叫受理基本信息、调度指挥基本信息、突发事件基本信息、质量控制和管理基本信息、院前患者基本信息等急救服务各个流程中所产生的数据,有利于数据的定义、归类和管理,提高院前医疗应急系统的工作效率,实现院前医疗急救资源的合理分配,促进院前医疗急救的质控和交流。

目　录

总　论

分论——数据元专用属性

总　论

第 1 章

院前医疗急救基本数据集说明

1.1　范　围

本标准规定了院前医疗急救基本数据集的数据集元数据属性和数据元目录。数据元目录包括呼叫受理基本信息、调度指挥基本信息、突发事件基本信息、质量控制和管理基本信息、院前患者基本信息采集表的相关数据元。

本标准适用于院前医疗急救信息收集、存储与共享，以及院前医疗急救信息系统建设。

1.2　规范性引用文件

对于本书内容的应用，下列文件是必不可少的。凡标注日期的引用文件，表示仅标注日期的版本适用于本书。凡是不标注日期的引用文件，其最新版本（包括所有的修改单）适用于本书。

GB/T 2261-1-2003　中华人民共和国国家标准个人基本信息分类与代码
　　　　　　　　　　第 1 部分：人的性别代码
GB/T 2659-2000　中华人民共和国国家标准世界各国和地区名称代码
GB/T 4761-2008　中华人民共和国国家标准家庭关系代码
GB/T 6565-2015　中华人民共和国国家标准职业分类与代码
WS/T 292-2008　中华人民共和国医药卫生行业规范救护车
WS 364.6-2011　中华人民共和国医药卫生行业规范卫生信息数据元值
　　　　　　　　域代码　　第 6 部分：主诉与症状
WS 370-2012　中华人民共和国医药卫生行业规范卫生信息基本数据
　　　　　　　集编制规范
WS 542-2017　院前医疗急救基本数据集
NEMSIS（National EMS Information System）Data Dictionary（Version 3.4.0）
　　　　　　美国国家院前医疗急救信息系统数据字典（版本 3.4.0）

1.3　数据元名称

数据元的名称。注明该数据元在国家标准或浙江省层面是否被采纳。

国家标准数据元＝是。这表明该数据元已被国家标准所采集。

浙江标准数据元＝是。这表明该数据元已在浙江省层面上被建议采集。

是否为核心数据元＝是。这表明该数据元为核心数据元，在各类应用场景中建议保留。

1.4　数据元定义

数据元定义是指对数据元的内涵和外延做确切且简要的说明。

1.5　数据结构信息

1.5.1　重现（Recurrence）

本属性表示数据元可以有多个值，用冒号隔开的两个字符表示。它的配置包括如下。

0:1＝数据元不是必需的，并且只会出现一次。

0:M＝数据元不是必需的，并且可以重复出现多次。

1:1＝数据元是必需的，并且只会出现一次。

1:M＝数据元是必需的，并且可以重复出现多次。

1.5.2　使用方法（Usage）

本属性表明数据元期望何时被采集。

强制（Mandatory）＝必须强制完成并且不允许无数值。

必需（Required）＝必须强制完成并且允许无数值。

推荐（Recommended）＝不需要强制完成并且允许无数值。

可选（Optional）＝不需要强制完成并且不允许无数值。

1.5.3　无数值的特征（NOT Value Characteristics）

本属性表示数据元可能没有数值。

无数值（被允许的场合包括）被记录为该数据元不适用于 EMS（Emerency Medical Service，院前急救）响应/请求服务，没有完成或无法被完成。

无数值应该被定义为一个元的属性。当真实的数值没有被记录时，它允许出现无数据的记录。

1.5.4　无数值的可接受条件（NOT Values Accepted）

下列三种情况下的无数值是可被接受的（并不是所有的数据元都接受无数值的情况）。

不适用＝数据元不适用或与 EMS(院前急救)不相关。

未记录＝数据元适用于 EMS(院前急救)事件,但是留下了空白记录。此时,EMS(院前急救)软件应该自动填充"未记录"。

未报告＝EMS(院前急救)机构未采集该数据元。当"使用方法＝必需"时,该标准数据元不接受这种情况下的无数值。

1.5.5 相关拒绝(Pertinent Negative,PN)

本属性为与数据元有关联的相关拒绝列表(并不是所有的数据元都接受相关拒绝的情况),相关拒绝应该被定义为一个数据元的属性。

该数据元除了允许记录"真实"值之外,还可以记录相关拒绝,可能的属性如下。

禁忌备注＝因存在禁忌操作或用药而拒绝指令。

命令拒绝＝拒绝相关指令。

检查发现不存在＝因没有发现指令所包含的相关情况而拒绝指令。

药物过敏＝因对特定药物过敏而拒绝指令。

已用药物＝因已使用相关药物而拒绝指令。

药物是否过敏未知＝因不清楚患者对特定药物是否过敏而拒绝指令。

无报告＝因无相关报告而拒绝指令。

非 EMS 操作＝因非院前急救标准操作而拒绝指令。

拒绝提供＝因当事人拒绝配合而拒绝指令。

无反应＝因当事人无反应而拒绝指令。

无法完成＝因无法完成而拒绝指令。

1.5.6 是否可为空(Is Nillable)

本属性表明本数据元可以接受"空"的数值。如果数据元被留为"空白",则软件必须提交"相关拒绝(Pertinent Negative)"及"空值(NOT Values)"这两个属性中的一个适当的值。以下为是否可为空(Is Nillable)的可能属性。

否＝数据元不可为空。

是,急救前＝数据元可以为空。

是,急救后＝数据元可以为空。

1.5.7 数据元说明

数据元说明是指除了数据元定义、属性、约束外,对数据元的必要补充。部分数据元由于在定义、属性、约束等方面已经表达完善,所以数据元说明为空。

《院前医疗急救基本数据集:浙江改良标准》(第 1 版)区别于国家卫生和计划生育委员会《院前医疗急救基本数据集(WS 542-2017)》的内容分布。

院前医疗急救数据集	浙江标准	WS 542-2017	新增数	修改数
数据表	37	21	16	21
数据元	271	175	96	175
核心数据元	194	/	/	/

第 2 章
元数据属性

2.1　数据集元数据属性

数据集元数据属性包含元数据子集、元数据项、元数据值。

元数据子集分为标示信息子集、内容信息子集。

数据集元数据属性如下。

元数据子集	元数据项	元数据值
标示信息子集	数据集名称	浙江省院前医疗急救基本数据集
	数据集标识符	HDSB05.12
	数据集发布方—单位名称	浙江省急救指挥中心
	关键词	院前医疗急救
	数据集语种	中文
	数据集分类—类目名称	卫生服务—医疗服务
内容信息子集	数据集摘要	登记院前医疗急救基本情况,包括呼叫受理、调度指挥、突发事件等
	数据集特征数据元	来电号码、接听时间、调度时间、呼叫原因、初步诊断、急救措施等

2.2　数据元公用属性

数据元公用属性包含属性种类、数据元属性名称、属性值。

属性种类分为标识类、关系类、管理类。

数据元公用属性如下。

数据元公用属性	数据元项	数据元值
标识类	版本	V1.0
	注册机构	浙江省急救指挥中心
	相关环境	卫生信息
关系类	分类模式	分类法
管理类	主管机构	浙江省卫生健康委员会
	注册状态	标准状态
	提交机构	宁波市急救中心

2.3 数据元专用属性

数据元专用属性包含呼叫受理基本信息数据元专用属性、调度指挥基本信息数据元专用属性、突发事件基本信息数据元专用属性、质量控制和管理基本信息数据元专用属性、院前患者基本信息采集表基本信息数据元专用属性。

分　论
数据元专用属性

第3章
呼叫受理基本信息数据元专用属性

3.1 流水号

> ❈ **流水号——呼叫受理基本信息数据元专用属性**

 定义

流水号是院前医疗急救信息系统内的唯一编号。

国家标准数据元	是	相关拒绝(PN)	否
浙江标准数据元	是	可否无数值(NV)	否
是否为核心数据元	是	可否为空	否
使用方法	强制	重现	1:1
内部标识符	HDSB05.12.001		

 约束

数据类型:字符串(String)　最小长度:24　最大长度:24

数据元说明

根据浙急指〔2018〕12号文件,浙江省院前医疗急救调度流水号由24位数字组成。排列顺序由左到右依次是:6位数字地址码,14位数字日期时间码(年月日时分秒),2位数字调度席位码及2位数字患者编号码。调度流水号依次连接,不留空格,其表现形式如下。

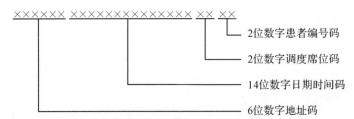

地址码——表示调度事件所在县(市、区)的行政区划代码,按《中华人民共和国国家标准中华人民共和国行政区划代码(GB/T 2260-2017)》的规定执行。

日期时间码——表示调度事件发生的年月日时分秒,按《中华人民共和国国家标准数据元和交换格式信息交换(GB/T 7408-2005)》的规定执行。

调度席位码——表示调度事件发生地调度指挥中心负责本次事件调度指挥的席位编号。

患者编号码——表示调度事件中患者的编号。

3.2　来电号码

 来电号码——呼叫受理基本信息数据元专用属性

 定义

来电号码是来电显示的电话号码,包括国际、国内区号和分机号。

国家标准数据元	是	相关拒绝(PN)	否
浙江标准数据元	是	可否无数值(NV)	否
是否为核心数据元	是	可否为空	否
使用方法	强制	重现	1:1
内部标识符	HDSB05.12.002		

 属性

数据类型:字符串(String)　　最小长度:0　　最大长度:255
电话号码类型:传真　　家庭电话　　手机　　工作电话

 约束

样式:
手机号码——[1-9][0-9][0-9][0-9][0-9][0-9][0-9][0-9][0-9][0-9] [0-9]
固定电话号码——[0-9][0-9][0-9][0-9][0-9][0-9][0-9][0-9][0-9] [0-9]
[0-9] [0-9]

 数据元说明

手机号码有 11 位数字;固定电话(家庭电话、工作电话、传真号码)为区位码加电话号码,共计 12 位数字。

3.3 来电类别代码

✻来电类别代码——院前医疗急救信息系统内唯一编号

定义

来电类别代码是院前急救来电的类别代码。

国家标准数据元	是	相关拒绝(PN)	否
浙江标准数据元	是	可否无数值(NV)	否
是否为核心数据元	是	可否为空	否
使用方法	强制	重现	1:1
内部标识符	HDSB05.12.003		

属性

数据类型:字符串(String)　　最小长度:0　　最大长度:255

代码列表

代码	类型	说明
01	紧急呼救	市民日常呼叫"120"需要救护车的电话
02	催车电话	市民再次来电催促救护车的电话
03	内部沟通	急救工作人员就业务沟通拨打"120"
04	医疗护送	非急救需求的医疗护送电话
05	咨询电话	咨询与疾病及疾病治疗相关的电话
06	投诉电话	对"120"调度派车及院前急救出诊相关情况的投诉来电
07	误拨电话	在拨打其他电话过程中误拨"120"的电话
08	骚扰电话	恶意干扰"120"正常业务的电话
09	医疗保障	大型会议、比赛、各种集会等的医疗保障
10	护送回家	治疗完成回家或放弃治疗回家,无急救医疗人员陪同的纯运输型任务
11	市内转院	市区内各医院间转院
12	跨区域转运	跨省、跨地市级的急救转运
13	重复呼叫	同一个任务,多个电话呼救
14	反馈电话	医驾人员在任务中拨打电话向坐席反馈相关任务信息
15	退车电话	呼叫人主动来电取消派车
99	其他	

3.4　呼入时间

 呼入时间——呼叫受理基本信息数据元专用属性

 定义

呼入时间是对院前急救求助电话进入急救信息系统的公元纪年日期和时间的完整描述。

国家标准数据元	是	相关拒绝（PN）	否
浙江标准数据元	是	可否无数值（NV）	否
是否为核心数据元	是	可否为空	否
使用方法	强制	重现	1:1
内部标识符	HDSB05.12.004		

 约束

数据类型：日期时间（Date Time，DT）

最小包含值（Min Inclusive）：1950-01-01T00:00:00-00:00

最大包含值（Max Inclusive）：2100-01-01T00:00:00-00:00

样式：[0-9]{4}-[0-9]{2}-[0-9]{2}T[0-9]{2}:[0-9]{2}:[0-9]{2}(\.\d+)?(\+|−)[0-9]{2}:[0-9]{2}

 数据元说明

日期时间由如下格式的有限长度字符串组成：yyyy '_' mm '_' dd 'T' hh ':' mm ':' ss ('.' s+)? (zzzzzz)

格式	说明
yyyy	用一个四位数表示年
'_'	位于日期中不同部分的分隔符
mm	用一个两位数表示月
dd	用一个两位数表示日
T	日期和时间的分隔符
hh	用一个两位数表示小时
':'	小时、分、秒之间的分隔符
mm	用一个两位数表示分钟
ss	用一个两位数表示秒
'.' s+	（非必需）代表秒的小数部分
zzzzzz	（非必需）代表时区

3.5 振铃开始时间

 振铃开始时间——呼叫受理基本信息数据元专用属性

定义

振铃开始时间是对院前急救求助电话铃声振动(响起)的公元纪年日期和时间的完整描述。

国家标准数据元	是	相关拒绝(PN)	否
浙江标准数据元	是	可否无数值(NV)	否
是否为核心数据元	是	可否为空	否
内部标识符	HDSB05.12.005	重现	1:1
使用方法	强制		

约束

数据类型:日期时间(Date Time,DT)

最小包含值(Min Inclusive):1950-01-01T00:00:00-00:00

最大包含值(Max Inclusive):2100-01-01T00:00:00-00:00

样式:[0-9]{4}-[0-9]{2}-[0-9]{2}T[0-9]{2}:[0-9]{2}:[0-9]{2}(\.\d+)?(\+|−)[0-9]{2}:[0-9]{2}

数据元说明

日期时间由如下格式的有限长度字符串组成:yyyy '_' mm '_' dd 'T' hh ':' mm ':' ss ('.'s+)? (zzzzzz)

格式	说明
yyyy	用一个四位数表示年
'_'	位于日期中不同部分的分隔符
mm	用一个两位数表示月
dd	用一个两位数表示日
T	日期和时间的分隔符
hh	用一个两位数表示小时
':'	小时、分、秒之间的分隔符
mm	用一个两位数表示分钟
ss	用一个两位数表示秒
'.'s+	(非必需)代表秒的小数部分
zzzzzz	(非必需)代表时区

3.6　接听时间

 接听时间——呼叫受理基本信息数据元专用属性

定义

接听时间是对摘机接听的公元纪年日期和时间的完整描述,也称受理时间。

国家标准数据元	是	相关拒绝(PN)	否
浙江标准数据元	是	可否无数值(NV)	否
是否为核心数据元	是	可否为空	否
使用方法	强制	重现	1:1
内部标识符	HDSB05.12.006		

约束

数据类型:日期时间(Date Time,DT)

最小包含值(Min Inclusive):1950-01-01T00:00:00-00:00

最大包含值(Max Inclusive):2100-01-01T00:00:00-00:00

样式:[0-9]{4}-[0-9]{2}-[0-9]{2}T[0-9]{2}:[0-9]{2}:[0-9]{2}(\.\d+)?(\+|一)[0-9]{2}:[0-9]{2}

数据元说明

日期时间由如下格式的有限长度字符串组成:yyyy '_' mm '_' dd 'T' hh ':' mm ':' ss ('.' s+)? (zzzzzz)

格式	说明
yyyy	用一个四位数表示年
'_'	位于日期中不同部分的分隔符
mm	用一个两位数表示月
dd	用一个两位数表示日
T	日期和时间的分隔符
hh	用一个两位数表示小时
':'	小时、分、秒之间的分隔符
mm	用一个两位数表示分钟
ss	用一个两位数表示秒
'.' s+	(非必需)代表秒的小数部分
zzzzzz	(非必需)代表时区

3.7 挂机时间

※**挂机时间——呼叫受理基本信息数据元专用属性**

 定义

挂机时间是对接听完毕挂机的公元纪年日期和时间的完整描述。

国家标准数据元	是	相关拒绝(PN)	否
浙江标准数据元	是	可否无数值(NV)	否
是否为核心数据元	是	可否为空	否
使用方法	强制	重现	1:1
内部标识符	HDSB05.12.007		

 约束

数据类型:日期时间(Date Time,DT)

最小包含值(Min Inclusive):1950-01-01T00:00:00-00:00

最大包含值(Max Inclusive):2100-01-01T00:00:00-00:00

样式:[0-9]{4}-[0-9]{2}-[0-9]{2}T[0-9]{2}:[0-9]{2}:[0-9]{2}(\.\d+)?(\+|−)[0-9]{2}:[0-9]{2}

数据元说明

日期时间由如下格式的有限长度字符串组成:yyyy '_' mm '_' dd 'T' hh ':' mm ':' ss ('.' s+)? (zzzzzz)

格式	说明
yyyy	用一个四位数表示年
'_'	位于日期中不同部分的分隔符
mm	用一个两位数表示月
dd	用一个两位数表示日
T	日期和时间的分隔符
hh	用一个两位数表示小时
':'	小时、分、秒之间的分隔符
mm	用一个两位数表示分钟
ss	用一个两位数表示秒
'.' s+	(非必需)代表秒的小数部分
zzzzzz	(非必需)代表时区

3.8　受理完毕时间

※受理完毕时间——呼叫受理基本信息数据元专用属性

定义

受理完毕时间是对受理完毕的公元纪年日期和时间的完整描述(与发出出车指令时间不同)。

国家标准数据元	是	相关拒绝(PN)	否
浙江标准数据元	是	可否无数值(NV)	否
是否为核心数据元	是	可否为空	否
使用方法	强制	重现	1:1
内部标识符	HDSB05.12.008		

约束

数据类型:日期时间(Date Time,DT)

最小包含值(Min Inclusive):1950-01-01T00:00:00-00:00

最大包含值(Max Inclusive):2100-01-01T00:00:00-00:00

样式:[0-9]{4}-[0-9]{2}-[0-9]{2}T[0-9]{2}:[0-9]{2}:[0-9]{2}(\.\d+)?(\+|-)[0-9]{2}:[0-9]{2}

数据元说明

日期时间由如下格式的有限长度字符串组成:yyyy '_' mm '_' dd 'T' hh ':' mm ':' ss ('.' s+)?(zzzzzz)

格式	说明
yyyy	用一个四位数表示年
'_'	位于日期中不同部分的分隔符
mm	用一个两位数表示月
dd	用一个两位数表示日
T	日期和时间的分隔符
hh	用一个两位数表示小时
':'	小时、分、秒之间的分隔符
mm	用一个两位数表示分钟
ss	用一个两位数表示秒
'.' s+	(非必需)代表秒的小数部分
zzzzzz	(非必需)代表时区

3.9 电话机主

 电话机主——呼叫受理基本信息数据元专用属性

 定义

电话机主是指在公安管理部门正式登记注册的姓氏和名称。

国家标准数据元	是	相关拒绝(PN)	是
浙江标准数据元	是	可否无数值(NV)	是
是否为核心数据元	否	可否为空	是
使用方法	推荐	重现	0:1
内部标识符	HDSB05.12.009		

 属性

可否无数值(NV):不适用　　未记录　　未报告
相关拒绝(PN):拒绝提供　　无法完成

 约束

数据类型:字符串(String)　　最小长度:1　　最大长度:128

 数据元说明

由于当前有部分电信部门因相关隐私法规而无法提供固定电话三字段(来电号码、电话机主、装机地址)信息中的电话机主、装机地址信息,因此在报警人也不愿意提供的情况下存在无数值(NV)及相关拒绝(PN)的可能。

3.10　来电所在地址

❋来电所在地址——呼叫受理基本信息数据元专用属性

定义

来电所在地址是指来电者报警时所在的地址。

国家标准数据元	是	相关拒绝(PN)	否
浙江标准数据元	是	可否无数值(NV)	否
是否为核心数据元	是	可否为空	否
使用方法	强制	重现	0:1
内部标识符	HDSB05.12.010		

约束

数据类型:字符串(String)　最小长度:1　最大长度:255

3.11 来电经度

 来电经度——呼叫受理基本信息数据元专用属性

 定义

来电经度指对移动通信运营商或微信、APP 等呼救提供的来电详细经度的描述。

国家标准数据元	是	相关拒绝(PN)	否
浙江标准数据元	是	可否无数值(NV)	是
是否为核心数据元	否	可否为空	是
使用方法	可选	重现	0:1
内部标识符	HDSB05.12.011		

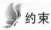 **属性**

可否无数值(NV)：不适用　未记录

 约束

样式:(\+|-)? (90(\.[0]{1,6})? |([1-8][0-9]|[0-9])(\.[0-9]{1,6})?)

 数据元说明

来电经度样式包含如下格式的"经度"。

经度最小值为-90,最大值为+90,最多包含 6 位小数。

3.12　来电纬度

 来电纬度——呼叫受理基本信息数据元专用属性

 定义

来电纬度指对移动通信运营商或微信、APP 等呼救提供的来电详细纬度的描述。

国家标准数据元	是	相关拒绝(PN)	否
浙江标准数据元	是	可否无数值(NV)	是
是否为核心数据元	否	可否为空	是
使用方法	可选	重现	0:1
内部标识符	HDSB05.12.012		

 属性

可否无数值(NV):不适用　未记录

 约束

样式:(\+|-)? (180(\.[0]{1,6})? |(1[0-7][0-9]|[1-9][0-9]|[0-9])(\.[0-9]{1,6})?)

 数据元说明

来电纬度样式包含如下格式的"纬度"。

纬度最小值为-180,最大值为+180,最多包含 6 位小数。

3.13 值班员(调度员)

值班员(调度员)——呼叫受理基本信息数据元专用属性

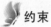**定义**

值班员(调度员)是指在公安管理部门正式登记注册的姓氏和名称。

国家标准数据元	是	相关拒绝(PN)	否
浙江标准数据元	是	可否无数值(NV)	否
是否为核心数据元	否	可否为空	否
使用方法	强制	重现	1：M
内部标识符	HDSB05.12.013		

约束

数据类型：字符串(String)　　最小长度：1　　最大长度：255

3.14　台　号

※台号——呼叫受理基本信息数据元专用属性

定义

台号是指受理台的唯一编号。

国家标准数据元	是	相关拒绝(PN)	否
浙江标准数据元	是	可否无数值(NV)	否
是否为核心数据元	否	可否为空	否
使用方法	强制	重现	1:M
内部标识符	HDSB05.12.014		

约束

数据类型:字符串(String)　　最小长度:1　　最大长度:2

3.15 呼叫人姓名

❋呼叫人姓名——呼叫受理基本信息数据元专用属性

定义

呼叫人姓名是指呼叫人在公安管理部门正式登记注册的姓氏和名称。

国家标准数据元	是	相关拒绝(PN)	否
浙江标准数据元	是	可否无数值(NV)	是
是否为核心数据元	否	可否为空	是
使用方法	推荐	重现	0:M
内部标识符	HDSB05.12.015		

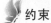**属性**

可否无数值(NV):不适用　　未记录　　未报告

相关拒绝(PN):拒绝提供　　无法完成

约束

数据类型:字符串(String)　　最小长度:1　　最大长度:128

数据元说明

相关拒绝的可选项包含"拒绝提供"和"无法完成"。

3.16 患者与呼叫人关系

 患者与呼叫人关系——呼叫受理基本信息数据元专用属性

 定义

患者与呼叫人关系是指患者与呼叫人的家庭和社会关系所属类别在特定编码体系中的代码。

国家标准数据元	是	相关拒绝(PN)	否
浙江标准数据元	是	可否无数值(NV)	是
是否为核心数据元	否	可否为空	是
使用方法	必需	重现	0:M
内部标识符	HDSB05.12.016		

 属性

可否无数值(NV):未记录　　未报告

 约束

数据类型:字符串(String)　　最小长度:2　　最大长度:255

 代码列表

代码	类型	说明
01	本人	参考《中华人民共和国国家标准家庭关系代码(GB/T 4761-2008)》
02	配偶	参考《中华人民共和国国家标准家庭关系代码(GB/T 4761-2008)》
03	子女	参考《中华人民共和国国家标准家庭关系代码(GB/T 4761-2008)》
04	父母	参考《中华人民共和国国家标准家庭关系代码(GB/T 4761-2008)》
05	兄弟姐妹	参考《中华人民共和国国家标准家庭关系代码(GB/T 4761-2008)》
06	(外)祖父母	参考《中华人民共和国国家标准家庭关系代码(GB/T 4761-2008)》
07	(外)孙子(女)	参考《中华人民共和国国家标准家庭关系代码(GB/T 4761-2008)》
08	其他亲属关系	
09	邻居	
10	同事	
11	路人	
99	其他	参考《中华人民共和国国家标准家庭关系代码(GB/T 4761-2008)》

数据元说明

参考《中华人民共和国国家标准家庭关系代码(GB/T 4761-2008)》。

3.17 呼叫人职业类型

❈呼叫人职业类型——呼叫受理基本信息数据元专用属性

定义

呼叫人职业类型是指呼叫人当前职业类别的代码。

国家标准数据元	是	相关拒绝(PN)	否
浙江标准数据元	是	可否无数值(NV)	是
是否为核心数据元	否	可否为空	是
使用方法	必需	重现	0:1
内部标识符	HDSB05.12.017		

属性

可否无数值(NV):不适用   未记录

约束

数据类型:字符串(String)   最小长度:2   最大长度:255

代码列表

代码	类型	说明
01	国家机关、党群住址、企业、事业单位负责人	参考《中华人民共和国国家标准职业分类与代码(GB/T 6565-2015)》
02	专业技术人员	参考《中华人民共和国国家标准职业分类与代码(GB/T 6565-2015)》
03	办事人员和有关人员	参考《中华人民共和国国家标准职业分类与代码(GB/T 6565-2015)》
04	商业、服务业人员	参考《中华人民共和国国家标准职业分类与代码(GB/T 6565-2015)》
05	农、林、牧、渔、水利业生产人员	参考《中华人民共和国国家标准职业分类与代码(GB/T 6565-2015)》
06	生产、运输设备操作人员及有关人员	参考《中华人民共和国国家标准职业分类与代码(GB/T 6565-2015)》
07	军人	参考《中华人民共和国国家标准职业分类与代码(GB/T 6565-2015)》
99	不便分类的其他从业人员	参考《中华人民共和国国家标准职业分类与代码(GB/T 6565-2015)》

数据元说明

本数据元代码类型参考《中华人民共和国国家标准职业分类与代码(GB/T 6565-2015)》。

3.18　联系电话

 联系电话——呼叫受理基本信息数据元专用属性

 定义

联系电话是指联系人的电话号码,包括国内区号、固定电话号码和手机号码。

国家标准数据元	是	相关拒绝(PN)	否
浙江标准数据元	是	可否无数值(NV)	否
是否为核心数据元	是	可否为空	否
使用方法	强制	重现	1:M
内部标识符	HDSB05.12.018		

 属性

数据类型:字符串(String)　　最小长度:0　　最大长度:255
电话号码类型:传真　　家庭电话　　手机　　工作电话

 约束

样式:
手机号码——[1-9][0-9][0-9][0-9][0-9][0-9][0-9][0-9][0-9][0-9][0-9]
固定电话号码——[0-9][0-9][0-9][0-9][0-9][0-9][0-9][0-9][0-9][0-9][0-9][0-9]

 数据元说明

手机号码有 11 位数字;固定电话(家庭电话、工作电话、传真号码)为区位码加电话号码,共计 12 位数字。

3.19　患者人数

 患者人数——呼叫受理基本信息数据元专用属性

定义

患者人数是指单次呼叫中需要救治的总人数。

国家标准数据元	是	相关拒绝(PN)	否
浙江标准数据元	是	可否无数值(NV)	是
是否为核心数据元	是	可否为空	是
使用方法	必需	重现	1:1
内部标识符	HDSB05.12.019		

属性

可否无数值(NV):不适用　　未记录

约束

数据类型:字符串(String)　　最小长度:2　　最大长度:4

代码列表

代码	类型	说明
01	多人(Multiple)	美国国家院前医疗急救信息系统数据字典(NEMSIS Data Dictionary)
02	无人(None)	美国国家院前医疗急救信息系统数据字典(NEMSIS Data Dictionary)
03	单人(Single)	美国国家院前医疗急救信息系统数据字典(NEMSIS Data Dictionary)

数据元说明

由于在呼叫受理过程中患者人数往往无法准确识别(特别是在大型事故中),因此使用上述代码项目。

3.20　患者姓名

※患者姓名——呼叫受理基本信息数据元专用属性

定义

患者姓名是指患者在公安管理部门正式登记注册的姓氏和名称。

国家标准数据元	是	相关拒绝(PN)	是
浙江标准数据元	是	可否无数值(NV)	是
是否为核心数据元	否	可否为空	是
使用方法	推荐	重现	0:1
内部标识符	HDSB05.12.020		

属性

可否无数值(NV):不适用　　未记录　　未报告

相关拒绝(PN):拒绝提供　　无法完成

约束

数据类型:字符串(String)　　最小长度:1　　最大长度:255

数据元说明

相关拒绝可接受选项为"拒绝提供"和"无法完成"。

3.21 工作单位

 工作单位——呼叫受理基本信息数据元专用属性

定义

工作单位是指患者工作单位的组织机构名称。

国家标准数据元	是	相关拒绝（PN）	是
浙江标准数据元	是	可否无数值（NV）	是
是否为核心数据元	否	可否为空	是
使用方法	推荐	重现	0:1
内部标识符	HDSB05.12.021		

属性

可否无数值（NV）：不适用　　未记录　　未报告
相关拒绝（PN）：拒绝提供　　无法完成

约束

数据类型：字符串（String）　　最小长度：1　　最大长度：255

数据元说明

相关拒绝可接受选项为"拒绝提供"和"无法完成"。

3.22 城乡居民健康档案编号

 城乡居民健康档案编号——呼叫受理基本信息数据元专用属性

定义

城乡居民健康档案编号是指城乡居民个人健康档案的编号。

国家标准数据元	是	相关拒绝(PN)	是
浙江标准数据元	是	可否无数值(NV)	是
是否为核心数据元	否	可否为空	是
使用方法	推荐	重现	0:1
内部标识符	HDSB05.12.022		

 属性

可否无数值(NV):不适用　　未记录　　未报告

相关拒绝(PN):拒绝提供　　无法完成

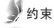 **约束**

数据类型:字符串(String)　　最小长度:17　　最大长度:17

 数据元说明

根据《城乡居民健康档案管理服务规范》规定,国家将统一为居民健康档案进行编码,采用 17 位编码制,以国家统一的行政区划编码为基础,以村(居)民委员会为单位,编制居民健康档案的唯一编码,同时将建档居民的身份证号码作为统一的身份识别码,为在信息平台上实现资源共享奠定基础。档案编码规则如下。

第一段为 6 位数字,表示县以及县以上的行政区划,统一使用《中华人民共和国国家标准中华人民共和国行政区划代码(GB/T 2260-2017)》。

第二段为 3 位数字,表示乡镇(街道)级行政区划,按照《中华人民共和国国家标准县以下行政区划代码编码规则(GB/T10114-2003)》。

第三段为 3 位数字,表示村(居)民委员会等,具体划分为 001—099 表示居委会,101—199 表示村委会,901—999 表示其他组织。

第四段为 5 位数字,表示居民个人序号,由建档机构根据建档顺序编制。

相关拒绝可接受选项为“拒绝提供”和“无法完成”。

3.23 身份证编号

 身份证编号——呼叫受理基本信息数据元专用属性

 定义

身份证编号是中华人民共和国公民身份证编号。

国家标准数据元	否	相关拒绝(PN)	是
浙江标准数据元	是	可否无数值(NV)	是
是否为核心数据元	否	可否为空	是
使用方法	推荐	重现	0:1
内部标识符	HDSB05.12.023		

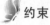 **属性**

可否无数值(NV):不适用   未记录   未报告
相关拒绝(PN):拒绝提供   无法完成

 约束

数据类型:字符串(String)   最小长度:18   最大长度:18

 数据元说明

根据《中华人民共和国国家标准公民身份号码(GB 11643-1999)》中有关公民身份号码的规定,公民身份号码是特征组合码,由 17 位数字本体码和 1 位数字校验码组成。排列顺序从左至右依次为:6 位数字地址码,8 位数字出生日期码,3 位数字顺序码和 1 位数字校验码。中华人民共和国居民身份证是国家法定的证明公民个人身份的有效证件。

相关拒绝可接受选项为"拒绝提供"和"无法完成"。

3.24　性别代码

 性别代码——呼叫受理基本信息数据元专用属性

 定义

性别代码是指本人生理性别的代码。

国家标准数据元	是	相关拒绝(PN)	否
浙江标准数据元	是	可否无数值(NV)	是
是否为核心数据元	是	可否为空	是
使用方法	可选	重现	0:1
内部标识符	HDSB05.12.024		

 属性

可否无数值(NV):不适用　　未记录　　未报告

 约束

数据类型:字符串(String)　　最小长度:1　　最大长度:128

 代码列表

代码	类型	说明
01	未知的性别	《中华人民共和国国家标准个人基本信息分类与代码(GB/T 2261-1-2003)》第 1 部分:人的性别代码
02	男性	《中华人民共和国国家标准个人基本信息分类与代码(GB/T 2261-1-2003)》第 1 部分:人的性别代码
03	女性	《中华人民共和国国家标准个人基本信息分类与代码(GB/T 2261-1-2003)》第 1 部分:人的性别代码
04	未说明的性别	《中华人民共和国国家标准个人基本信息分类与代码(GB/T 2261-1-2003)》第 1 部分:人的性别代码

 数据元说明

本数据元代码类型参考《中华人民共和国国家标准个人基本信息分类与代码(GB/T 2261-1-2003)》第 1 部分:人的性别代码。

3.25 年 龄

 年龄——呼叫受理基本信息数据元专用属性

定义

年龄是指本人从出生当日公元纪年日起到计算当日止生存的时间长度值,计量单位为岁。

国家标准数据元	是	相关拒绝(PN)	是
浙江标准数据元	是	可否无数值(NV)	是
是否为核心数据元	否	可否为空	是
使用方法	推荐	重现	0:1
内部标识符	HDSB05.12.025		

属性

可否无数值(NV):不适用   未记录   未报告

相关拒绝(PN):拒绝提供   无法完成

约束

数据类型:整数型(Integer)   最小长度:1   最大长度:120

数据元说明

相关拒绝可接受选项为"拒绝提供"和"无法完成"。

3.26　国　籍

 国籍——呼叫受理基本信息数据元专用属性

 定义

国籍是指本人所属国籍在特定编码体系中的代码。

国家标准数据元	是	相关拒绝(PN)	是
浙江标准数据元	是	可否无数值(NV)	是
是否为核心数据元	否	可否为空	是
使用方法	可选	重现	0:1
内部标识符	HDSB05.12.026		

 属性

可否无数值(NV):不适用　　未记录　　未报告
相关拒绝(PN):拒绝提供　　无法完成

 约束

数据类型:字符串(String)　　最小长度:1　　最大长度:128

 代码列表

值	值含义	说明
100	**中国 CHINA**	**中国国籍**
101	大陆	大陆居民
102	港澳台	香港、澳门、台湾地区籍
102.01	香港　HONG KONG	
102.02	澳门　MACAO	
102.03	台湾　TAIWAN	
200	**其他国家和地区**	**参考《中华人民共和国国家标准世界各国和地区名称代码(GB/T 2659-2000)》**
201	**A**	**按汉语拼音首字母为 A**
201.01	阿尔巴尼亚　ALBANIA	

续表

值	值含义	说明
201.02	阿尔及利亚　ALGERIA	
201.03	阿富汗　AFGHANISTAN	
201.04	阿根廷　ARGENTINA	
201.05	阿联酋　UNITED ARAB EMIRATES	
201.06	阿鲁巴　ARUBA	
201.07	阿曼　OMAN	
201.08	阿塞拜疆　AZERBAIJAN	
201.09	埃及　EGYPT	
201.10	埃塞俄比亚　ETHIOPIA	
201.11	爱尔兰　IRELAND	
201.12	爱沙尼亚　ESTONIA	
201.13	安道尔 ANDORRA	
201.14	安哥拉 ANGOLA	
201.15	安圭拉 ANGUILLA	
201.16	安提瓜和巴布达　ANTIGUA AND BARBUDA	
201.17	奥地利　AUSTRIA	
202	**B**	**按汉语拼音首字母为 B**
202.01	巴巴多斯　BARBADOS	
202.02	巴布亚新几内亚　PAPUA NEW GUINEA	
202.03	巴哈马　BAHAMAS	
202.04	巴基斯坦 PAKISTAN	
202.05	巴拉圭　PARAGUAY	
202.06	巴勒斯坦　PALESTINE	
202.07	巴林 BAHRAIN	
202.08	巴拿马 PANAMA	
202.09	巴西　BRAZIL	
202.10	白俄罗斯　BELARUS	
202.11	百慕大 BERMUDAUDA	
202.12	保加利亚　BULGARIA	

续表

值	值含义	说明
202.13	北马里亚纳　NORTHERN MARIANA ISLANDS	
202.14	贝宁　BENIN	
202.15	比利时 BELGIUM	
202.16	秘鲁　PERU	
202.17	冰岛　ICELAND	
202.18	波多黎各　PUERTO RICO	
202.19	波黑　BOSNIA AND HERZEGOVINA	
202.20	波兰　POLAND	
202.21	玻利维亚　BOLIVIA	
202.22	伯利兹　BELIZE	
202.23	博茨瓦纳　BOTSW ANA	
202.24	不丹　BHUTAN	
202.25	布基纳法索　BURKINA FASO	
202.26	布隆迪　BURUNDI	
202.27	布维岛　BOUVET ISLAND	
203	**C**	**按汉语拼音首字母为 C**
203.01	朝鲜　KOREA, DEMOCRATIC PEOPLE'S REPUBLIC OF	
203.02	赤道几内亚 EQUATORIAL GUINEA	
204	**D**	**按汉语拼音首字母为 D**
204.01	丹麦　DENMARK	
204.02	德国　GERM ANY	
204.03	东帝汶　EAST TIMOR	
204.04	多哥　TOGO	
204.05	多米尼加　DOMINICAN REPUBLIC	
204.06	多米尼克　DOM INICA	
204.07	东帝汶　TIMOR-LESTE　DEMOCRATIC REPUBLIC OF	
205	**E**	**按汉语拼音首字母为 E**
205.01	俄罗斯联邦　RUSSIAN FEDERATION	

续表

值	值含义	说明
205.02	厄瓜多尔 ECUADOR	
205.03	厄立特里亚 ERITREA	
206	**F**	**按汉语拼音首字母为 F**
206.01	法国 FRANCE	
206.02	法罗群岛 FAROE ISLANDS	
206.03	法属波利尼西亚 FRENCH POLYNESIA	
206.04	法属圭亚那 FRENCH GUIANA	
206.05	法属南部领地 FRENCH SOUTHERN TERRITORIES	
206.06	梵蒂冈 VATICAN	
206.07	菲律宾 PHILIPPINES	
206.08	斐济 FIJI	
206.09	芬兰 FINLAND	
206.10	佛得角 CAPE VERDE	
206.11	福克兰群岛（马尔维纳斯） FALKLAND ISLANDS（MALVINAS）	
207	**G**	**按汉语拼音首字母为 G**
207.01	冈比亚 GAMBIA	
207.02	刚果(布) CONGO	
207.03	刚果(金) CONGO,THE DEMOCRATIC REPUBLIC OF THE	
207.04	哥伦比亚 COLOMBIA	
207.05	哥斯达黎加 COSTARICA	
207.06	格林纳达 GRENADA	
207.07	格陵兰 GREENLAND	
207.08	格鲁吉亚 GEORGIA	
207.09	古巴 CUBA	
207.10	瓜德罗普 GUADELOUPE	
207.11	关岛 GUAM	
207.12	圭亚那 GUYANA	

续表

值	值含义	说明
208	**H**	**按汉语拼音首字母为 H**
208.01	哈萨克斯坦　KAZAKHSTAN	
208.02	海地 HAITI	
208.03	韩国　KOREA,REPUBLIC OF	
208.04	荷兰　NETHERLANDS	
208.05	荷属安的列斯　NETHERLANDS ANTILLES	
208.06	赫德岛和麦克唐纳岛 HEARD ISLAND AND MCDONALD　ISLANDS	
208.07	洪都拉斯　HONDURAS	
208.08	黑山　MONTENEGRO	
209	**J**	**按汉语拼音首字母为 J**
209.01	基里巴斯　KIRIBATI	
209.02	吉布提 DJIBOUTI	
209.03	吉尔吉斯斯坦　KYRGYZSTAN	
209.04	几内亚　GUINEA	
209.05	几内亚比绍　GUINEA-BISSAU	
209.06	加拿大　CANADA	
209.07	加纳　GUHM	
209.08	加蓬　GABON	
209.09	柬埔寨 CAMBODIA	
209.10	捷克 CZECH REPUBLIC	
209.11	津巴布韦 ZIMBABWE	
210	**K**	**按汉语拼音首字母为 K**
210.01	喀麦隆　CAMEROON	
210.02	卡塔尔　QATAR	
210.03	开曼群岛 CAYMAN ISLANDS	
210.04	科科斯(基林)群岛 COCOS(KEELING) ISLANDS	
210.05	科摩罗 COMOROS	
210.06	科特迪瓦 COTE D'IVOIRE	

续表

值	值含义	说明
210.07	科威特 KUWAIT	
210.08	克罗地亚 CROATIA	
210.09	肯尼亚 KENYA	
210.10	库克群岛 COOK ISLANDS	
211	**L**	**按汉语拼音首字母为 L**
211.01	拉脱维亚 LATVIA	
211.02	莱索托 LESOTHO	
211.03	老挝 LAOS	
211.04	黎巴嫩 LEBANON	
211.05	立陶宛 LITHUANIA	
211.06	利比里亚 LIBERIA	
211.07	利比亚 LIBYA	
211.08	列支敦士登 LIECHTENSTEIN	
211.09	留尼汪 REUNION	
211.10	卢森堡 LUXEMBOURG	
211.11	卢旺达 RWANDA	
211.12	罗马尼亚 ROMANIA	
212	**M**	**按汉语拼音首字母为 M**
212.01	马达加斯加 MADAGASCAR	
212.02	马尔代夫 MALDIVES	
212.03	马耳他 MALTA	
212.04	马拉维 MALAWI	
212.05	马来西亚 MALAYSIA	
212.06	马里 MALI	
212.07	马绍尔群岛 MARSHALL ISLANDS	
212.08	马提尼克 MARTINIQUE	
212.09	马约特 MAYOTTE	
212.10	毛里求斯 MAURITIUS	
212.11	毛里塔尼亚 MAURITANIA	

值	值含义	说明
212.12	美国　UNITEDS TATES	
212.13	美国本土外小岛屿　UNITED STATES MINOR OUTLYING ISLANDS	
212.14	美属萨摩亚　AMERICAN SAMOA	
212.15	美属维尔京群岛　VIRGINI SLANDS,U. S.	
212.16	蒙古国　MONGOLIA	
212.17	蒙特塞拉特　MONTSERRAT	
212.18	孟加拉国　BANGLADESH	
212.19	密克罗尼西亚联邦　MICRONESIA，FEDERATED STATES OF	
212.20	缅甸　MYANMAR	
212.21	摩尔多瓦　MOLDOVA	
212.22	摩洛哥　MOROCCO	
212.23	摩纳哥　MONACO	
212.24	莫桑比克　MOZAMBIQUE	
212.25	墨西哥　MEXICO	
212.26	马其顿 MACEDONIA	
213	N	**按汉语拼音首字母为 N**
213.01	纳米比亚　NAMIBIA	
213.02	南非　SOUTH AFRICA	
213.03	南极洲　ANTARCTICA	
213.04	南乔治亚岛和南桑德韦奇岛　SOUTH GEORGIA AND THE　SOUTH SANDW ICH ISLANDS	
213.05	瑙鲁　NAURU	
213.06	尼泊尔　NEPAL	
213.07	尼加拉瓜　NICARAGUA	
213.08	尼日尔　NIGER	
213.09	尼日利亚　NIGERIA	
213.10	纽埃　NIUE	
213.11	挪威　NORWAY	

续表

值	值含义	说明
213.12	诺福克岛　NORFOLK ISLAND	
213.13	南苏丹　SOUTH SUDAN	
214	**P**	**按汉语拼音首字母为 P**
214.01	帕劳 PALAU	
214.02	皮特凯恩　PITCAIRN	
214.03	葡萄牙　PORTUGAL	
215	**R**	**按汉语拼音首字母为 R**
215.01	日本　JAPAN	
215.02	瑞典　SWEDEN	
215.03	瑞士　SWITZERLAND	
216	**S**	**按汉语拼音首字母为 S**
216.01	萨尔瓦多　ELSALVADOR	
216.02	萨摩亚　SAMOA	
216.03	塞拉利昂　SIERRALEONE	
216.04	塞内加尔　SENEGAL	
216.05	塞浦路斯　CYPRUS	
216.06	塞舌尔　SEYCHELLES	
216.07	沙特阿拉伯　SAUDI ARABIA	
216.08	圣诞岛 CHRISTMAS ISLAND	
216.09	圣多美和普林西比 SAO TOME AND PRINCIPE	
216.10	圣赫勒拿　SAINT HELENA	
216.11	圣基茨和尼维斯　SAINT KITTS AND NEVIS	
216.12	圣卢西亚　SAINT LUCIA	
216.13	圣马力诺　SAN MARINO	
216.14	圣皮埃尔和密克隆 SAINT PIERRE AND MIQUELON	
216.15	圣文森特和格林纳丁斯　SAINT VINCENT AND THE GRENADINES	
216.16	斯里兰卡　SRILANKA	
216.17	斯洛伐克　SLOVAKIA	

值	值含义	说明
216.18	斯洛文尼亚　SLOVENIA	
216.19	斯瓦尔巴岛和扬马延岛　SVALBARD AND JAN MAYEN	
216.20	斯威士兰　SWAZILAND	
216.21	苏丹　SUDAN	
216.22	苏里南　SURINAME	
216.23	所罗门群岛　SOLOMON ISLANDS	
216.24	索马里　SOMALIA	
216.25	塞尔维亚　SERBIA	
217	**T**	**按汉语拼音首字母为 T**
217.01	塔吉克斯坦　TAJIKISTAN	
217.02	泰国　THAILAND	
217.03	坦桑尼亚　TANZANIA	
217.04	汤加　TONGA	
217.05	特克斯和凯科斯群岛　TURKS AND CAICOS ISLANDS	
217.06	特立尼达和多巴哥　TRINIDAD AND TOBAGO	
217.07	突尼斯　TUNISIA	
217.08	图瓦卢　TUVALU	
217.09	土耳其　TURKEY	
217.10	土库曼斯坦　TURKMENISTAN	
217.11	托克劳　TOKELAU	
218	**W**	**按汉语拼音首字母为 W**
218.01	瓦利斯和富图纳　WALLIS AND FUTUNA	
218.02	瓦努阿图　VANUATU	
218.03	危地马拉　GUATEMALA	
218.04	委内瑞拉　VENEZUELA	
218.05	文莱　BRUNEL	
218.06	乌干达　UGANDA	
218.07	乌克兰 UKRAINE	

续表

值	值含义	说明
218.08	乌拉圭 URUGUAY	
218.09	乌兹别克斯坦 UZBEKISTAN	
219	**X**	**按汉语拼音首字母为 X**
219.01	西班牙 SPAIN	
219.02	西撒哈拉 WESTERN SAHARA	
219.03	希腊 GREECE	
219.04	新加坡 SINGAPORE	
219.05	新喀里多尼亚 NEW CALEDONIA	
219.06	新西兰 NEW ZEALAND	
219.07	匈牙利 HUNGARY	
219.08	叙利亚 SYRIAN ARAB REPUBLIC	
220	**Y**	**按汉语拼音首字母为 Y**
220.01	牙买加 JAMAICA	
220.02	亚美尼亚 ARMENIA	
220.03	也门 YEMEN	
220.04	伊拉克 IRAQ	
220.05	伊朗 IRAN	
220.06	以色列 ISRAEL	
220.07	意大利 ITALY	
220.08	印度 INDIA	
220.09	印度尼西亚 INDONESIA	
220.10	英国 UNITED KINGDOM	
220.11	英属维尔京群岛 VIRGIN ISLANDS,BRITIS	
220.12	英属印度洋领地 BRITISH INDIAN OCEAN TERRITORY	
220.13	约旦 JORDAN	
220.14	越南 VIET NAM	
221	**Z**	**按汉语拼音首字母为 Z**
221.01	赞比亚 ZAMBIA	

值	值含义	说明
221.02	乍得　CHAD	
221.03	直布罗陀　GIBRALTAR	
221.04	智利　CHILE	
221.05	中非　CENTRAL AFRICAN　REPUBLIC	
400	不详	

 数据元说明

　　本数据元代码类型按汉语拼音首字母索引,参考了《中华人民共和国国家标准世界各国和地区名称代码(GB/T 2659-2000)》中各国和地区的中文简称及英文简称。由于 2000 年以后有国家新生或消亡,所以按实际情况对代码类型做了增减。

　　相关拒绝可接受选项为"拒绝提供"和"无法完成"。

3.27 呼叫原因代码

※呼叫原因代码——呼叫受理基本信息数据元专用属性

 定义

呼叫原因代码是指患者呼叫原因在特定编码体系中的代码。

国家标准数据元	是	相关拒绝(PN)	否
浙江标准数据元	是	可否无数值(NV)	是
是否为核心数据元	是	可否为空	是
使用方法	可选	重现	0：1
内部标识符	HDSB05.12.027		

 属性

可否无数值(NV)：不适用   未记录   未报告

 约束

数据类型：字符串(String)   最小长度：1   最大长度：128

代码列表

代码	类型	说明
10	**创伤**	
1001	交通伤	
1002	钝器伤	
1003	火器伤	
1004	锐器伤	
1005	坠落伤	
1006	跌伤/扭伤	
1007	烧烫伤	
1008	爆炸伤	
1009	冻伤	
1010	窒息/悬吊	

代码	类型	说明
1011	动物伤	
1012	性侵犯伤	
1013	不清楚或对方不配合	
1099	其他	
11	**非创伤**	
1101	昏迷/晕厥	
1102	头痛	
1103	头晕/眩晕	
1104	胸痛/胸闷	
1105	心悸	
1106	呼吸困难	
1107	咯血/呕血	
1108	腹痛/腹胀	
1109	腰痛/背痛	
1110	恶心/呕吐	
1111	大便异常	
1112	小便异常	
1113	口角歪斜/肢体运动障碍	
1114	寒颤/发热	
1115	浮肿	
1116	肢体麻木	
1117	疼痛	
1118	失语	
1119	心跳呼吸停止/死亡	
1120	过敏/皮肤疾病	
1121	癫痫/抽搐/惊厥	
1122	不清楚或对方不配合	
1199	其他	
12	**中毒/理化伤害**	
1201	药物中毒	

续表

代码	类型	说明
1202	农药中毒	
1203	有害气体中毒	
1204	化学品中毒	
1205	致瘾性毒品中毒	
1206	生物毒素中毒	
1207	急性酒精中毒	
1208	溺水	
1209	化学性烧伤（强酸、强碱）	
1210	电击伤	
1211	放射病（电离辐射）	
1212	中暑	
1213	高原病/减压病	
1214	不清楚或对方不配合	
1299	其他	
13	**妇产科急症**	
1301	临产/早产	
1302	腹痛	
1303	痛经	
1304	阴道出血/流产	
1305	产后出血	
1306	妊娠反应	
1307	不清楚或对方不配合	
1399	其他	
14	**新生儿急症**	
1401	新生儿急症	在出生 28 天内发生的各种急症,如新生儿窒息与复苏、胎粪吸入综合征、新生儿肺炎、新生儿呼吸困难、早产儿转运等
15	**五官急症**	
1501	五官创伤	

代码	类型	说明
1502	五官感染	
1503	五官异物/呼吸道异物	
1504	五官出血/鼻出血	
1505	颞下颌关节急性脱位	
1506	失明/失聪	
1507	不清楚或对方不配合	
1599	其他	
16	**传染病**	
1601	流感	
1602	肺结核	
1603	艾滋病	
1604	严重急性呼吸综合征(非典型肺炎)	
1605	中东呼吸综合征	
1606	新型冠状病毒肺炎(COVID-19)	
1607	新型传染病	
1608	不清楚或对方不配合	
1699	其他	
17	**精神疾病**	
1701	抑郁/焦虑	
1702	谵妄/躁狂	
1703	神经官能症	
1704	情绪异常	
1705	不清楚或对方不配合	
1799	其他	
18	**自诉诊断**	**引用自呼叫受理基本信息数据元专用属性中 3.27 自诉诊断代码**
1801	创伤类急症	
180101	交通伤	按致伤原因分类
18010101	颅脑损伤	按致伤部位分类
18010102	颌面部损伤	按致伤部位分类

续表

代码	类型	说明
18010103	颈部损伤	按致伤部位分类
18010104	胸部损伤	按致伤部位分类
18010105	腹部损伤	按致伤部位分类
18010106	脊柱/脊髓损伤	按致伤部位分类
18010107	四肢损伤	按致伤部位分类
18010108	骨盆骨折	按致伤部位分类
18010109	泌尿、生殖系统损伤	按致伤部位分类
18010110	多发性创伤	按致伤部位分类
180102	钝器伤	按致伤原因分类
18010201	颅脑损伤	按致伤部位分类
18010202	颌面部损伤	按致伤部位分类
18010203	颈部损伤	按致伤部位分类
18010204	胸部损伤	按致伤部位分类
18010205	腹部损伤	按致伤部位分类
18010206	脊柱/脊髓损伤	按致伤部位分类
18010207	四肢损伤	按致伤部位分类
18010208	骨盆骨折	按致伤部位分类
18010209	泌尿、生殖系统损伤	按致伤部位分类
18010210	多发性创伤	按致伤部位分类
180103	锐器伤	按致伤原因分类
18010301	颅脑损伤	按致伤部位分类
18010302	颌面部损伤	按致伤部位分类
18010303	颈部损伤	按致伤部位分类
18010304	胸部损伤	按致伤部位分类
18010305	腹部损伤	按致伤部位分类
18010306	脊柱/脊髓损伤	按致伤部位分类
18010307	四肢损伤	按致伤部位分类
18010308	骨盆骨折	按致伤部位分类
18010309	泌尿、生殖系统损伤	按致伤部位分类

代码	类型	说明
18010310	多发性创伤	按致伤部位分类
180104	坠落伤	按致伤原因分类
18010401	颅脑损伤	按致伤部位分类
18010402	颌面部损伤	按致伤部位分类
18010403	颈部损伤	按致伤部位分类
18010404	胸部损伤	按致伤部位分类
18010405	腹部损伤	按致伤部位分类
18010406	脊柱/脊髓损伤	按致伤部位分类
18010407	四肢损伤	按致伤部位分类
18010408	骨盆骨折	按致伤部位分类
18010409	泌尿、生殖系统损伤	按致伤部位分类
18010410	多发性创伤	按致伤部位分类
180105	爆炸伤	按致伤原因分类
18010501	颅脑损伤	按致伤部位分类
18010502	颌面部损伤	按致伤部位分类
18010503	颈部损伤	按致伤部位分类
18010504	胸部损伤	按致伤部位分类
18010505	腹部损伤	按致伤部位分类
18010506	脊柱/脊髓损伤	按致伤部位分类
18010507	四肢损伤	按致伤部位分类
18010508	骨盆骨折	按致伤部位分类
18010509	泌尿、生殖系统损伤	按致伤部位分类
18010510	多发性创伤	按致伤部位分类
180106	火器伤	按致伤原因分类
18010601	颅脑损伤	按致伤部位分类
18010602	颌面部损伤	按致伤部位分类
18010603	颈部损伤	按致伤部位分类
18010604	胸部损伤	按致伤部位分类
18010605	腹部损伤	按致伤部位分类

续表

代码	类型	说明
18010606	脊柱/脊髓损伤	按致伤部位分类
18010607	四肢损伤	按致伤部位分类
18010608	骨盆骨折	按致伤部位分类
18010609	泌尿、生殖系统损伤	按致伤部位分类
18010610	多发性创伤	按致伤部位分类
180107	烧烫伤	按致伤原因分类
18010701	颌面部损伤	按致伤部位分类
18010702	颈部损伤	按致伤部位分类
18010703	胸部损伤	按致伤部位分类
18010704	腹部损伤	按致伤部位分类
18010705	四肢损伤	按致伤部位分类
18010706	泌尿、生殖系统损伤	按致伤部位分类
18010707	多发性创伤	按致伤部位分类
180108	挤压伤	按致伤原因分类
18010801	颅脑损伤	按致伤部位分类
18010802	颌面部损伤	按致伤部位分类
18010803	颈部损伤	按致伤部位分类
18010804	胸部损伤	按致伤部位分类
18010805	腹部损伤	按致伤部位分类
18010806	脊柱/脊髓损伤	按致伤部位分类
18010807	四肢损伤	按致伤部位分类
18010808	骨盆骨折	按致伤部位分类
18010809	泌尿、生殖系统损伤	按致伤部位分类
18010810	多发性创伤	按致伤部位分类
180109	撕脱伤	按致伤原因分类
18010901	头部损伤	按致伤部位分类
18010902	颌面部损伤	按致伤部位分类
18010903	颈部损伤	按致伤部位分类
18010904	胸部损伤	按致伤部位分类

代码	类型	说明
18010905	腹部损伤	按致伤部位分类
18010906	脊柱/脊髓损伤	按致伤部位分类
18010907	四肢损伤	按致伤部位分类
18010908	泌尿、生殖系统损伤	按致伤部位分类
18010909	多发性创伤	按致伤部位分类
180110	跌伤/扭伤	按致伤原因分类
18011001	颅脑损伤	按致伤部位分类
18011002	颌面部损伤	按致伤部位分类
18011003	颈部损伤	按致伤部位分类
18011004	胸部损伤	按致伤部位分类
18011005	腹部损伤	按致伤部位分类
18011006	脊柱/脊髓损伤	按致伤部位分类
18011007	四肢损伤	按致伤部位分类
18011008	骨盆骨折	按致伤部位分类
18011009	泌尿、生殖系统损伤	按致伤部位分类
18011010	多发性创伤	按致伤部位分类
180111	冻伤	按致伤原因分类
18011101	颌面部损伤	按致伤部位分类
18011102	颈部损伤	按致伤部位分类
18011103	胸部损伤	按致伤部位分类
18011104	腹部损伤	按致伤部位分类
18011105	四肢损伤	按致伤部位分类
18011106	泌尿、生殖系统损伤	按致伤部位分类
18011107	多发性创伤	按致伤部位分类
180112	窒息/悬吊	按致伤原因分类
180113	动物伤	按致伤原因分类
18011301	颅脑损伤	按致伤部位分类
18011302	颌面部损伤	按致伤部位分类
18011303	颈部损伤	按致伤部位分类

续表

代码	类型	说明
18011304	胸部损伤	按致伤部位分类
18011305	腹部损伤	按致伤部位分类
18011306	脊柱/脊髓损伤	按致伤部位分类
18011307	四肢损伤	按致伤部位分类
18011308	骨盆骨折	按致伤部位分类
18011309	泌尿、生殖系统损伤	按致伤部位分类
18011310	多发性创伤	按致伤部位分类
180114	**性侵犯伤**	按致伤原因分类
18011401	颅脑损伤	按致伤部位分类
18011402	颌面部损伤	按致伤部位分类
18011403	颈部损伤	按致伤部位分类
18011404	胸部损伤	按致伤部位分类
18011405	腹部损伤	按致伤部位分类
18011406	脊柱/脊髓损伤	按致伤部位分类
18011407	四肢损伤	按致伤部位分类
18011408	骨盆骨折	按致伤部位分类
18011409	泌尿、生殖系统损伤	按致伤部位分类
18011410	多发性创伤	按致伤部位分类
180199	其他	
1802	**循环系统急症**	
180201	急性冠脉综合征	
180202	急性心力衰竭	
180203	心律失常急症	
180204	高血压急症	
180205	急性心脏压塞	
180206	主动脉夹层	
180207	心搏骤停	
180299	其他	

续表

代码	类型	说明
1803	**急性中毒/理化伤害**	
180301	药物中毒	
180302	农药中毒	
180303	有害气体中毒	
180304	化学品中毒	
180305	生物毒素中毒	
180306	急性酒精中毒	
180307	溺水	
180308	化学性烧伤(强酸、强碱)	
180309	电击伤	
180310	放射病(电离辐射)	
180311	中暑	
180312	高原病/减压病	
180399	其他	
1804	**呼吸系统急症**	
180401	支气管哮喘	
180402	肺部感染	
180403	呼吸衰竭	
180404	气胸	
180405	急性呼吸窘迫综合征	
180406	慢性阻塞性肺疾病急性发作	
180407	咯血待查	
180408	呼吸道异物	
180499	其他	
1805	**妇产科急症**	
180501	临产/早产	
180502	异位妊娠	
180503	羊水栓塞	
180504	阴道出血待查	

续表

代码	类型	说明
180505	腹痛待查	
180506	痛经	
180507	产后出血	
180508	胎膜早破	
180509	妊娠期高血压	
180510	妊娠反应	
180599	其他	
1806	**儿科急症**	
180601	高热惊厥	
180602	新生儿误吸综合征	
180603	小儿腹泻	
180699	其他	
1807	**内分泌系统及代谢性急症**	
180701	糖尿病并发症	
180702	低血糖危象	
180703	甲状腺功能亢进危象	
180704	肾上腺皮质功能危象	
180705	垂体危象与垂体卒中	
180706	痛风	
180799	其他	
1808	**泌尿、生殖系统急症**	
180801	急性肾功能衰竭	
180802	尿石症	
180803	泌尿、生殖系统感染	
180804	血尿待查	
180899	其他	
1809	**神经系统急症**	
180901	脑卒中	
180902	癫痫	

续表

代码	类型	说明
180903	昏迷待查	
180904	眩晕综合征	
180905	重症肌无力	
180906	颅内感染	
180907	格林巴利综合征	
180999	其他	
1810	**五官科急症**	
181001	急性会厌炎	
181002	鼻衄	
181003	急性喉头水肿	
181004	眼外伤	
181005	失明/失聪	
181006	五官异物	
181007	颞下颌关节急性脱位	
181099	其他	
1811	**消化系统急症**	
181101	急腹症	
181102	消化道出血	
181103	急性肝衰竭	
181104	急性肠炎	
181199	其他	
1812	**血液系统急症**	
181201	白血病并急性感染	
181202	急性重度贫血	
181203	出血待查	
181204	过敏性紫癜	
181299	其他	
1813	**精神疾病**	
181301	抑郁症	

续表

代码	类型	说明
181302	强迫症	
181303	精神分裂症	
181304	神经官能症	
181305	惊恐障碍	
181306	精神异常待查	
181399	其他	
1814	**传染性疾病**	
181401	流感	
181402	肺结核	
181403	艾滋病	
181404	严重急性呼吸综合征(非典型肺炎)	
181405	中东呼吸综合征	
181406	新型冠状病毒肺炎	
181407	梅毒	
181408	新型传染病	
181499	其他	
1815	**其他急症**	
181501	高热	
181502	全身衰竭	
181503	癌症晚期急性并发症	

数据元说明

本数据元代码列表中自诉诊断引用自呼叫受理基本信息数据元专用属性中 3.27 自诉诊断数据元代码列表。

3.28　自诉诊断代码

 自诉诊断代码——呼叫受理基本信息数据元专用属性

 定义

自诉诊断代码是指自诉诊断在特定编码体系中的代码。

国家标准数据元	是	相关拒绝(PN)	否
浙江标准数据元	是	可否无数值(NV)	是
是否为核心数据元	否	可否为空	是
使用方法	可选	重现	0:1
内部标识符	HDSB05.12.028		

属性

可否无数值(NV):不适用　未记录　未报告

约束

数据类型:字符串(String)　最小长度:1　最大长度:128

代码列表

代码	类型	说明
01	**创伤类急症**	
0101	**交通伤**	**按致伤原因分类**
010101	颅脑损伤	按致伤部位分类
010102	颌面部损伤	按致伤部位分类
010103	颈部损伤	按致伤部位分类
010104	胸部损伤	按致伤部位分类
010105	腹部损伤	按致伤部位分类
010106	脊柱/脊髓损伤	按致伤部位分类
010107	四肢损伤	按致伤部位分类
010108	骨盆骨折	按致伤部位分类
010109	泌尿、生殖系统损伤	按致伤部位分类

续表

代码	类型	说明
010110	多发性创伤	按致伤部位分类
0102	**钝器伤**	**按致伤原因分类**
010201	颅脑损伤	按致伤部位分类
010202	颌面部损伤	按致伤部位分类
010203	颈部损伤	按致伤部位分类
010204	胸部损伤	按致伤部位分类
010205	腹部损伤	按致伤部位分类
010206	脊柱/脊髓损伤	按致伤部位分类
010207	四肢损伤	按致伤部位分类
010208	骨盆骨折	按致伤部位分类
010209	泌尿、生殖系统损伤	按致伤部位分类
010210	多发性创伤	按致伤部位分类
0103	**锐器伤**	**按致伤原因分类**
010301	颅脑损伤	按致伤部位分类
010302	颌面部损伤	按致伤部位分类
010303	颈部损伤	按致伤部位分类
010304	胸部损伤	按致伤部位分类
010305	腹部损伤	按致伤部位分类
010306	脊柱/脊髓损伤	按致伤部位分类
010307	四肢损伤	按致伤部位分类
010308	骨盆骨折	按致伤部位分类
010309	泌尿、生殖系统损伤	按致伤部位分类
010310	多发性创伤	按致伤部位分类
0104	**坠落伤**	**按致伤原因分类**
010401	颅脑损伤	按致伤部位分类
010402	颌面部损伤	按致伤部位分类
010403	颈部损伤	按致伤部位分类
010404	胸部损伤	按致伤部位分类
010405	腹部损伤	按致伤部位分类

续表

代码	类型	说明
010406	脊柱/脊髓损伤	按致伤部位分类
010407	四肢损伤	按致伤部位分类
010408	骨盆骨折	按致伤部位分类
010409	泌尿、生殖系统损伤	按致伤部位分类
010410	多发性创伤	按致伤部位分类
0105	**爆炸伤**	**按致伤原因分类**
010501	颅脑损伤	按致伤部位分类
010502	颌面部损伤	按致伤部位分类
010503	颈部损伤	按致伤部位分类
010504	胸部损伤	按致伤部位分类
010505	腹部损伤	按致伤部位分类
010506	脊柱/脊髓损伤	按致伤部位分类
010507	四肢损伤	按致伤部位分类
010508	骨盆骨折	按致伤部位分类
010509	泌尿、生殖系统损伤	按致伤部位分类
010510	多发性创伤	按致伤部位分类
0106	**火器伤**	**按致伤原因分类**
010601	颅脑损伤	按致伤部位分类
010602	颌面部损伤	按致伤部位分类
010603	颈部损伤	按致伤部位分类
010604	胸部损伤	按致伤部位分类
010605	腹部损伤	按致伤部位分类
010606	脊柱/脊髓损伤	按致伤部位分类
010607	四肢损伤	按致伤部位分类
010608	骨盆骨折	按致伤部位分类
010609	泌尿、生殖系统损伤	按致伤部位分类
010610	多发性创伤	按致伤部位分类
0107	**烧烫伤**	**按致伤原因分类**
010701	颌面部损伤	按致伤部位分类

续表

代码	类型	说明
010702	颈部损伤	按致伤部位分类
010703	胸部损伤	按致伤部位分类
010704	腹部损伤	按致伤部位分类
010705	四肢损伤	按致伤部位分类
010706	泌尿、生殖系统损伤	按致伤部位分类
010707	多发性创伤	按致伤部位分类
0108	**挤压伤**	**按致伤原因分类**
010801	颅脑损伤	按致伤部位分类
010802	颌面部损伤	按致伤部位分类
010803	颈部损伤	按致伤部位分类
010804	胸部损伤	按致伤部位分类
010805	腹部损伤	按致伤部位分类
010806	脊柱/脊髓损伤	按致伤部位分类
010807	四肢损伤	按致伤部位分类
010808	骨盆骨折	按致伤部位分类
010809	泌尿、生殖系统损伤	按致伤部位分类
010810	多发性创伤	按致伤部位分类
0109	**撕脱伤**	**按致伤原因分类**
010901	头部损伤	按致伤部位分类
010902	颌面部损伤	按致伤部位分类
010903	颈部损伤	按致伤部位分类
010904	胸部损伤	按致伤部位分类
010905	腹部损伤	按致伤部位分类
010906	脊柱/脊髓损伤	按致伤部位分类
010907	四肢损伤	按致伤部位分类
010908	泌尿、生殖系统损伤	按致伤部位分类
010909	多发性创伤	按致伤部位分类
0110	**跌伤/扭伤**	**按致伤原因分类**
011001	颅脑损伤	按致伤部位分类

代码	类型	说明
011002	颌面部损伤	按致伤部位分类
011003	颈部损伤	按致伤部位分类
011004	胸部损伤	按致伤部位分类
011005	腹部损伤	按致伤部位分类
011006	脊柱/脊髓损伤	按致伤部位分类
011007	四肢损伤	按致伤部位分类
011008	骨盆骨折	按致伤部位分类
011009	泌尿、生殖系统损伤	按致伤部位分类
011010	多发性创伤	按致伤部位分类
0111	**冻伤**	**按致伤原因分类**
011101	颌面部损伤	按致伤部位分类
011102	颈部损伤	按致伤部位分类
011103	胸部损伤	按致伤部位分类
011104	腹部损伤	按致伤部位分类
011105	四肢损伤	按致伤部位分类
011106	泌尿、生殖系统损伤	按致伤部位分类
011107	多发性创伤	按致伤部位分类
0112	**窒息/悬吊**	**按致伤原因分类**
0113	**动物伤**	**按致伤原因分类**
011301	颅脑损伤	按致伤部位分类
011302	颌面部损伤	按致伤部位分类
011303	颈部损伤	按致伤部位分类
011304	胸部损伤	按致伤部位分类
011305	腹部损伤	按致伤部位分类
011306	脊柱/脊髓损伤	按致伤部位分类
011307	四肢损伤	按致伤部位分类
011308	骨盆骨折	按致伤部位分类
011309	泌尿、生殖系统损伤	按致伤部位分类
011310	多发性创伤	按致伤部位分类

续表

代码	类型	说明
0114	性侵犯伤	**按致伤原因分类**
011401	颅脑损伤	按致伤部位分类
011402	颌面部损伤	按致伤部位分类
011403	颈部损伤	按致伤部位分类
011404	胸部损伤	按致伤部位分类
011405	腹部损伤	按致伤部位分类
011406	脊柱/脊髓损伤	按致伤部位分类
011407	四肢损伤	按致伤部位分类
011408	骨盆骨折	按致伤部位分类
011409	泌尿、生殖系统损伤	按致伤部位分类
011410	多发性创伤	按致伤部位分类
0199	其他	
02	**循环系统急症**	
0201	急性冠脉综合征	
0202	急性心力衰竭	
0203	心律失常急症	
0204	高血压急症	
0205	急性心脏压塞	
0206	主动脉夹层	
0207	心搏骤停	
0299	其他	
03	**急性中毒/理化伤害**	
0301	药物中毒	
0302	农药中毒	
0303	有害气体中毒	
0304	化学品中毒	
0305	生物毒素中毒	
0306	急性酒精中毒	
0307	溺水	

续表

代码	类型	说明
0308	化学性烧伤(强酸、强碱)	
0309	电击伤	
0310	放射病(电离辐射)	
0311	中暑	
0312	高原病/减压病	
0399	其他	
04	**呼吸系统急症**	
0401	支气管哮喘	
0402	肺部感染	
0403	呼吸衰竭	
0404	气胸	
0405	急性呼吸窘迫综合征	
0406	慢性阻塞性肺疾病急性发作	
0407	咯血待查	
0408	呼吸道异物	
0499	其他	
05	**妇产科急症**	
0501	临产/早产	
0502	异位妊娠	
0503	羊水栓塞	
0504	阴道出血待查	
0505	腹痛待查	
0506	痛经	
0507	产后出血	
0508	胎膜早破	
0509	妊娠期高血压	
0510	妊娠反应	
0599	其他	

续表

代码	类型	说明
06	**儿科急症**	
0601	高热惊厥	
0602	新生儿误吸综合征	
0603	小儿腹泻	
0699	其他	
07	**内分泌系统及代谢性急症**	
0701	糖尿病并发症	
0702	低血糖危象	
0703	甲状腺功能亢进危象	
0704	肾上腺皮质功能危象	
0705	垂体危象与垂体卒中	
0706	痛风	
0799	其他	
08	**泌尿、生殖系统急症**	
0801	急性肾功能衰竭	
0802	尿石症	
0803	泌尿、生殖系统感染	
0804	血尿待查	
0899	其他	
09	**神经系统急症**	
0901	脑卒中	
0902	癫痫	
0903	昏迷待查	
0904	眩晕综合征	
0905	重症肌无力	
0906	颅内感染	
0907	格林巴利综合征	
0999	其他	
10	**五官科急症**	
1001	急性会厌炎	

续表

代码	类型	说明
1002	鼻衄	
1003	急性喉头水肿	
1004	眼外伤	
1005	失明/失聪	
1006	五官异物	
1007	颞下颌关节急性脱位	
1099	其他	
11	**消化系统急症**	
1101	急腹症	
1102	消化道出血	
1103	急性肝衰竭	
1104	急性肠炎	
1199	其他	
12	**血液系统急症**	
1201	白血病并急性感染	
1202	急性重度贫血	
1203	出血待查	
1204	过敏性紫癜	
1299	其他	
13	**精神疾病**	
1301	抑郁症	
1302	强迫症	
1303	精神分裂症	
1304	神经官能症	
1305	惊恐障碍	
1306	精神异常待查	
13099	其他	
14	**传染性疾病**	
1401	流感	

续表

代码	类型	说明
1402	肺结核	
1403	艾滋病	
1404	严重急性呼吸综合征(非典型肺炎)	
1405	中东呼吸综合征	
1406	新型冠状病毒肺炎	
1407	梅毒	
1408	新型传染病	
1499	其他	
15	**其他急症**	
1501	高热	
1502	全身衰竭	
1503	癌症晚期急性并发症	
1599	其他	

数据元说明

本数据元代码列表参考《院前医疗急救基本数据集(WS 542-2017)》中院前医疗急救初步诊断代码表。由于在该表创伤类急症大类中有"按致伤原因分类"及"按致伤部位分类"两种方式并存的情况,所以在本数据元中,该大类修正为三级目录。由于本数据元基于患者的口述,所以在实际操作中可仅选一级目录,并可在后续流程初步诊断数据元中进一步完善二级和三级目录。

3.29　简要病史

简要病史——呼叫受理基本信息数据元专用属性

定义

简要病史是指对患者既往健康状况和疾病的详细描述。

国家标准数据元	是	相关拒绝(PN)	是
浙江标准数据元	是	可否无数值(NV)	是
是否为核心数据元	否	可否为空	是
使用方法	推荐	重现	0:1
内部标识符	HDSB05.12.029		

属性

可否无数值(NV):不适用　　未记录　　未报告

相关拒绝(PN):无报告　　拒绝提供　　无法完成　　无应答

约束

数据类型:字符串(String)　　最小长度:1　　最大长度:255

代码列表

病史的具体形式参考 ICD-10-CM 中诊断代码(Diagnosis Codes)及 ICD-10-PCS 程序化健康干预代码(Procedural Health Intervention Codes)。

3.30 初步诊断代码

※初步诊断代码——呼叫受理基本信息数据元专用属性

定义

初步诊断代码是指初步诊断在特定编码体系中的代码。

国家标准数据元	是	相关拒绝(PN)	否
浙江标准数据元	是	可否无数值(NV)	是
是否为核心数据元	否	可否为空	是
使用方法	推荐	重现	0:1
内部标识符	HDSB05.12.030		

属性

可否无数值(NV):不适用　　未记录　　未报告

数据类型:字符串　　最小长度:0　　最大长度:255

代码列表

代码	类型	说明
01	**创伤类急症**	
0101	**交通伤**	**按致伤原因分类**
010101	颅脑损伤	按致伤部位分类
010102	颌面部损伤	按致伤部位分类
010103	颈部损伤	按致伤部位分类
010104	胸部损伤	按致伤部位分类
010105	腹部损伤	按致伤部位分类
010106	脊柱/脊髓损伤	按致伤部位分类
010107	四肢损伤	按致伤部位分类
010108	骨盆骨折	按致伤部位分类
010109	泌尿、生殖系统损伤	按致伤部位分类
010110	多发性创伤	按致伤部位分类

代码	类型	说明
0102	**钝器伤**	**按致伤原因分类**
010201	颅脑损伤	按致伤部位分类
010202	颌面部损伤	按致伤部位分类
010203	颈部损伤	按致伤部位分类
010204	胸部损伤	按致伤部位分类
010205	腹部损伤	按致伤部位分类
010206	脊柱/脊髓损伤	按致伤部位分类
010207	四肢损伤	按致伤部位分类
010208	骨盆骨折	按致伤部位分类
010209	泌尿、生殖系统损伤	按致伤部位分类
010210	多发性创伤	按致伤部位分类
0103	**锐器伤**	**按致伤原因分类**
010301	颅脑损伤	按致伤部位分类
010302	颌面部损伤	按致伤部位分类
010303	颈部损伤	按致伤部位分类
010304	胸部损伤	按致伤部位分类
010305	腹部损伤	按致伤部位分类
010306	脊柱/脊髓损伤	按致伤部位分类
010307	四肢损伤	按致伤部位分类
010308	骨盆骨折	按致伤部位分类
010309	泌尿、生殖系统损伤	按致伤部位分类
010310	多发性创伤	按致伤部位分类
0104	**坠落伤**	**按致伤原因分类**
010401	颅脑损伤	按致伤部位分类
010402	颌面部损伤	按致伤部位分类
010403	颈部损伤	按致伤部位分类
010404	胸部损伤	按致伤部位分类
010405	腹部损伤	按致伤部位分类
010406	脊柱/脊髓损伤	按致伤部位分类
010407	四肢损伤	按致伤部位分类

续表

代码	类型	说明
010408	骨盆骨折	按致伤部位分类
010409	泌尿、生殖系统损伤	按致伤部位分类
010410	多发性创伤	按致伤部位分类
0105	**爆炸伤**	**按致伤原因分类**
010501	颅脑损伤	按致伤部位分类
010502	颌面部损伤	按致伤部位分类
010503	颈部损伤	按致伤部位分类
010504	胸部损伤	按致伤部位分类
010505	腹部损伤	按致伤部位分类
010506	脊柱/脊髓损伤	按致伤部位分类
010507	四肢损伤	按致伤部位分类
010508	骨盆骨折	按致伤部位分类
010509	泌尿、生殖系统损伤	按致伤部位分类
010510	多发性创伤	按致伤部位分类
0106	**火器伤**	**按致伤原因分类**
010601	颅脑损伤	按致伤部位分类
010602	颌面部损伤	按致伤部位分类
010603	颈部损伤	按致伤部位分类
010604	胸部损伤	按致伤部位分类
010605	腹部损伤	按致伤部位分类
010606	脊柱/脊髓损伤	按致伤部位分类
010607	四肢损伤	按致伤部位分类
010608	骨盆骨折	按致伤部位分类
010609	泌尿、生殖系统损伤	按致伤部位分类
010610	多发性创伤	按致伤部位分类
0107	**烧烫伤**	**按致伤原因分类**
010701	颌面部损伤	按致伤部位分类
010702	颈部损伤	按致伤部位分类
010703	胸部损伤	按致伤部位分类

代码	类型	说明
010704	腹部损伤	按致伤部位分类
010705	四肢损伤	按致伤部位分类
010706	泌尿、生殖系统损伤	按致伤部位分类
010707	多发性创伤	按致伤部位分类
0108	**挤压伤**	**按致伤原因分类**
010801	颅脑损伤	按致伤部位分类
010802	颌面部损伤	按致伤部位分类
010803	颈部损伤	按致伤部位分类
010804	胸部损伤	按致伤部位分类
010805	腹部损伤	按致伤部位分类
010806	脊柱/脊髓损伤	按致伤部位分类
010807	四肢损伤	按致伤部位分类
010808	骨盆骨折	按致伤部位分类
010809	泌尿、生殖系统损伤	按致伤部位分类
010810	多发性创伤	按致伤部位分类
0109	**撕脱伤**	**按致伤原因分类**
010901	头部损伤	按致伤部位分类
010902	颌面部损伤	按致伤部位分类
010903	颈部损伤	按致伤部位分类
010904	胸部损伤	按致伤部位分类
010905	腹部损伤	按致伤部位分类
010906	脊柱/脊髓损伤	按致伤部位分类
010907	四肢损伤	按致伤部位分类
010908	泌尿、生殖系统损伤	按致伤部位分类
010909	多发性创伤	按致伤部位分类
0110	**跌伤/扭伤**	**按致伤原因分类**
011001	颅脑损伤	按致伤部位分类
011002	颌面部损伤	按致伤部位分类
011003	颈部损伤	按致伤部位分类

续表

代码	类型	说明
011004	胸部损伤	按致伤部位分类
011005	腹部损伤	按致伤部位分类
011006	脊柱/脊髓损伤	按致伤部位分类
011007	四肢损伤	按致伤部位分类
011008	骨盆骨折	按致伤部位分类
011009	泌尿、生殖系统损伤	按致伤部位分类
011010	多发性创伤	按致伤部位分类
0111	**冻伤**	**按致伤原因分类**
011101	颌面部损伤	按致伤部位分类
011102	颈部损伤	按致伤部位分类
011103	胸部损伤	按致伤部位分类
011104	腹部损伤	按致伤部位分类
011105	四肢损伤	按致伤部位分类
011106	泌尿、生殖系统损伤	按致伤部位分类
011107	多发性创伤	按致伤部位分类
0112	**窒息/悬吊**	**按致伤原因分类**
0113	**动物伤**	**按致伤原因分类**
011301	颅脑损伤	按致伤部位分类
011302	颌面部损伤	按致伤部位分类
011303	颈部损伤	按致伤部位分类
011304	胸部损伤	按致伤部位分类
011305	腹部损伤	按致伤部位分类
011306	脊柱/脊髓损伤	按致伤部位分类
011307	四肢损伤	按致伤部位分类
011308	骨盆骨折	按致伤部位分类
011309	泌尿、生殖系统损伤	按致伤部位分类
011310	多发性创伤	按致伤部位分类
0114	**性侵犯伤**	**按致伤原因分类**
011401	颅脑损伤	按致伤部位分类

续表

代码	类型	说明
011402	颌面部损伤	按致伤部位分类
011403	颈部损伤	按致伤部位分类
011404	胸部损伤	按致伤部位分类
011405	腹部损伤	按致伤部位分类
011406	脊柱/脊髓损伤	按致伤部位分类
011407	四肢损伤	按致伤部位分类
011408	骨盆骨折	按致伤部位分类
011409	泌尿、生殖系统损伤	按致伤部位分类
011410	多发性创伤	按致伤部位分类
0199	其他	
02	**循环系统急症**	
0201	急性冠脉综合征	
0202	急性心力衰竭	
0203	心律失常急症	
0204	高血压急症	
0205	急性心脏压塞	
0206	主动脉夹层	
0207	心搏骤停	
0299	其他	
03	**急性中毒/理化伤害**	
0301	药物中毒	
0302	农药中毒	
0303	有害气体中毒	
0304	化学品中毒	
0305	生物毒素中毒	
0306	急性酒精中毒	
0307	溺水	
0308	化学性烧伤(强酸、强碱)	
0309	电击伤	

续表

代码	类型	说明
0310	放射病（电离辐射）	
0311	中暑	
0312	高原病/减压病	
0399	其他	
04	**呼吸系统急症**	
0401	支气管哮喘	
0402	肺部感染	
0403	呼吸衰竭	
0404	气胸	
0405	急性呼吸窘迫综合征	
0406	慢性阻塞性肺疾病急性发作	
0407	咯血待查	
0408	呼吸道异物	
0499	其他	
05	**妇产科急症**	
0501	临产/早产	
0502	异位妊娠	
0503	羊水栓塞	
0504	阴道出血待查	
0505	腹痛待查	
0506	痛经	
0507	产后出血	
0508	胎膜早破	
0509	妊娠期高血压	
0510	妊娠反应	
0599	其他	
06	**儿科急症**	
0601	高热惊厥	
0602	新生儿误吸综合征	

续表

代码	类型	说明
0603	小儿腹泻	
0699	其他	
07	**内分泌系统及代谢性急症**	
0701	糖尿病并发症	
0702	低血糖危象	
0703	甲状腺功能亢进危象	
0704	肾上腺皮质功能危象	
0705	垂体危象与垂体卒中	
0706	痛风	
0799	其他	
08	**泌尿、生殖系统急症**	
0801	急性肾功能衰竭	
0802	尿石症	
0803	泌尿、生殖系统感染	
0804	血尿待查	
0899	其他	
09	**神经系统急症**	
0901	脑卒中	
0902	癫痫	
0903	昏迷待查	
0904	眩晕综合征	
0905	重症肌无力	
0906	颅内感染	
0907	格林巴利综合征	
0999	其他	
10	**五官科急症**	
1001	急性会厌炎	
1002	鼻衄	
1003	急性喉头水肿	

续表

代码	类型	说明
1004	眼外伤	
1005	失明/失聪	
1006	五官异物	
1007	颞下颌关节急性脱位	
1099	其他	
11	**消化系统急症**	
1101	急腹症	
1102	消化道出血	
1103	急性肝衰竭	
1104	急性肠炎	
1199	其他	
12	**血液系统急症**	
1201	白血病并急性感染	
1202	急性重度贫血	
1203	出血待查	
1204	过敏性紫癜	
1299	其他	
13	**精神疾病**	
1301	抑郁症	
1302	强迫症	
1303	精神分裂症	
1304	神经官能症	
1305	惊恐障碍	
1306	精神异常待查	
13099	其他	
14	**传染性疾病**	
1401	流感	
1402	肺结核	
1403	艾滋病	

续表

代码	类型	说明
1404	严重急性呼吸综合征（非典型肺炎）	
1405	中东呼吸综合征	
1406	新型冠状病毒肺炎	
1407	梅毒	
1408	新型传染病	
1499	其他	
15	**其他急症**	
1501	高热	
1502	全身衰竭	
1503	癌症晚期急性并发症	
1599	其他	

 数据元说明

  本数据元代码列表参考《院前医疗急救基本数据集（WS 542-2017）》中院前医疗急救初步诊断代码表。由于在该表创伤类急症大类中有"按致伤原因分类"及"按致伤部位分类"两种方式并存的情况，所以在本数据元中将该大类修正为三级目录。本数据元二级、三级目录用于完善补充 3.27 自诉诊断数据元。

3.31 伤害严重程度代码

伤害严重程度代码——呼叫受理基本信息数据元专用属性

定义

伤害严重程度代码是指个体伤害的严重程度在特定分类中的代码。

国家标准数据元	是	相关拒绝(PN)	否
浙江标准数据元	是	可否无数值(NV)	是
是否为核心数据元	否	可否为空	是
使用方法	推荐	重现	0:1
内部标识符	HDSB05.12.031		

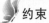**属性**

可否无数值(NV):不适用　　未记录　　未报告

相关拒绝(PN):拒绝提供　　无法完成

约束

数据类型:字符串(String)　　最小长度:2　　最大长度:255

代码列表

代码	类型	说明
01	轻度	
02	中度	
03	重度	

3.32　患者危重程度代码

 患者危重程度代码——呼叫受理基本信息数据元专用属性

定义

患者危重程度代码是指个体情况危重程度在特定分类中的代码。

国家标准数据元	否	相关拒绝(PN)	是
浙江标准数据元	是	可否无数值(NV)	是
是否为核心数据元	否	可否为空	是
使用方法	推荐	重现	0:1
内部标识符	HDSB05.12.032		

属性

可否无数值(NV):不适用　　未记录　　未报告

相关拒绝(PN):拒绝提供　　无法完成

约束

数据类型:字符串(String)　　最小长度:2　　最大长度:255

代码列表

代码	类型	说明
01	危重	
02	重度	.
03	轻度	
04	一般	

3.33　发病(事件)地址—省（自治区、直辖市）

 发病(事件)地址—省（自治区、直辖市）——呼叫受理基本信息数据元专用属性

 定义

　　发病(事件)地址—省（自治区、直辖市)是指患者发病(事件发生)时所在地址中的省、自治区或直辖市的名称。

国家标准数据元	是	相关拒绝(PN)	否
浙江标准数据元	是	可否无数值(NV)	是
是否为核心数据元	否	可否为空	是
使用方法	推荐	重现	0:1
内部标识符	HDSB05.12.033		

 属性

　　可否无数值(NV):不适用　　未记录　　未报告

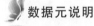 **约束**

　　数据类型:字符串(String)　　最小长度:0　　最大长度:255

 数据元说明

　　行政区划具体名称以中国国家统计局统计用区划和城乡划分代码为标准。网址:http://www.stats.gov.cn/tjsj/tjbz/tjyqhdmhcxhfdm/

3.34　发病(事件)地址—市（地区、州）

 发病(事件)地址—市（地区、州）——呼叫受理基本信息数据元专用属性

 定义

发病(事件)地址—市（地区、州）是指患者发病(事件发生)时所在地址中的市、地区或州的名称。

国家标准数据元	是	相关拒绝(PN)	否
浙江标准数据元	是	可否无数值(NV)	是
是否为核心数据元	否	可否为空	是
使用方法	推荐	重现	0:1
内部标识符	HDSB05.12.034		

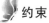 **属性**

可否无数值(NV):不适用　　未记录　　未报告

 约束

数据类型:字符串(String)　　最小长度:0　　最大长度:255

 数据元说明

行政区划具体名称以中国国家统计局统计用区划和城乡划分代码为标准。网址:http://www.stats.gov.cn/tjsj/tjbz/tjyqhdmhcxhfdm/

3.35 发病(事件)地址—县(区)

❀ 发病(事件)地址—县(区)——呼叫受理基本信息数据元专用属性

定义

发病(事件)地址—县(区)是指患者发病(事件发生)时所在地址中的县或区的名称。

国家标准数据元	是	相关拒绝(PN)	否
浙江标准数据元	是	可否无数值(NV)	是
是否为核心数据元	否	可否为空	是
使用方法	推荐	重现	0:1
内部标识符	HDSB05.12.035		

属性

可否无数值(NV):不适用　未记录　未报告

约束

数据类型:字符串(String)　最小长度:0　最大长度:255

数据元说明

行政区划具体名称以中国国家统计局统计用区划和城乡划分代码为标准。网址:http://www.stats.gov.cn/tjsj/tjbz/tjyqhdmhcxhfdm/

3.36　发病(事件)地址—乡(镇、街道办事处)

 ※ 发病(事件)地址—乡(镇、街道办事处)——呼叫受理基本信息数据元专用属性

 定义

发病(事件)地址—乡(镇、街道办事处)是指患者发病(事件发生)时所在地址中的乡、镇或城市的街道办事处的名称。

国家标准数据元	是	相关拒绝(PN)	否
浙江标准数据元	是	可否无数值(NV)	是
是否为核心数据元	否	可否为空	是
使用方法	推荐	重现	0:1
内部标识符	HDSB05.12.036		

 属性

可否无数值(NV):不适用　　未记录　　未报告

 约束

数据类型:字符串(String)　　最小长度:0　　最大长度:255

数据元说明

行政区划具体名称以中国国家统计局统计用区划和城乡划分代码为标准。网址:http://www.stats.gov.cn/tjsj/tjbz/tjyqhdmhcxhfdm/

3.37 发病(事件)地址—村（街、路、里、弄）

※发病(事件)地址—村（街、路、里、弄）——呼叫受理基本信息数据元专用属性

 定义

发病(事件)地址—村（街、路、里、弄）是指患者发病(事件发生)时所在地址中的村或城市的(社区、居委会)街、路、里、弄等名称。

国家标准数据元	是	相关拒绝(PN)	否
浙江标准数据元	是	可否无数值(NV)	是
是否为核心数据元	否	可否为空	是
使用方法	推荐	重现	0:1
内部标识符	HDSB05.12.037		

 属性

可否无数值(NV)：不适用　　未记录　　未报告

 约束

数据类型：字符串(String)　　最小长度：0　　最大长度：255

 数据元说明

行政区划具体名称以中国国家统计局统计用区划和城乡划分代码为标准。网址：http://www.stats.gov.cn/tjsj/tjbz/tjyqhdmhcxhfdm/

3.38　发病(事件)地址—门牌号码

 发病(事件)地址—门牌号码——呼叫受理基本信息数据元专用属性

 定义

　　发病(事件)地址—门牌号码是指患者发病(事件发生)时所在地址中的门牌号码。

国家标准数据元	是	相关拒绝(PN)	否
浙江标准数据元	是	可否无数值(NV)	是
是否为核心数据元	否	可否为空	是
使用方法	推荐	重现	0:1
内部标识符	HDSB05.12.038		

 属性

　　可否无数值(NV):不适用　　未记录　　未报告

 约束

　　数据类型:字符串(String)　　最小长度:0　　最大长度:255

3.39　发病(事件)地点

❋**发病(事件)地点——呼叫受理基本信息数据元专用属性**

定义

发病(事件)地点是指患者发病(事件发生)所在地点的详细地址。

国家标准数据元	是	相关拒绝(PN)	否
浙江标准数据元	是	可否无数值(NV)	是
是否为核心数据元	否	可否为空	是
使用方法	必需	重现	1:1
内部标识符	HDSB05.12.039		

属性

可否无数值(NV):不适用　　未记录

约束

数据类型:字符串(String)　　最小长度:0　　最大长度:255

数据元说明

发病(事件)发生的详细地址。考虑到一个小区仅有一个门牌号或者发病地点在高速公路、普通道路路口等,建议发病(事件)发生地点数据元对小区或大厦的名称、楼幢、单元、楼层、房号或者道路路口、高速公路位置编号等地点信息进行详细描述。

3.40　接车地址—省（自治区、直辖市）

※接车地址—省（自治区、直辖市）——呼叫受理基本信息数据元专用属性

定义

　　接车地址—省（自治区、直辖市）是指接患者上车地址中的省、自治区或直辖市的名称。

国家标准数据元	是	相关拒绝(PN)	否
浙江标准数据元	是	可否无数值(NV)	是
是否为核心数据元	否	可否为空	是
使用方法	推荐	重现	0:1
内部标识符	HDSB05.12.040		

属性

　　可否无数值(NV)：不适用　　未记录　　未报告

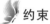

约束

　　数据类型：字符串(String)　　最小长度：0　　最大长度：255

数据元说明

　　行政区划具体名称以中国国家统计局统计用区划和城乡划分代码为标准。网址：http://www.stats.gov.cn/tjsj/tjbz/tjyqhdmhcxhfdm/

3.41 接车地址—市(地区、州)

 接车地址—市（地区、州）——呼叫受理基本信息数据元专用属性

 定义

接车地址—市(地区、州)是指接患者上车地址中的市、地区或州的名称。

国家标准数据元	是	相关拒绝(PN)	否
浙江标准数据元	是	可否无数值(NV)	是
是否为核心数据元	否	可否为空	是
使用方法	推荐	重现	0:1
内部标识符	HDSB05.12.041		

 属性

可否无数值(NV):不适用　未记录　未报告

 约束

数据类型:字符串(String)　最小长度:0　最大长度:255

 数据元说明

行政区划具体名称以中国国家统计局统计用区划和城乡划分代码为标准。
网址:http://www.stats.gov.cn/tjsj/tjbz/tjyqhdmhcxhfdm/

3.42　接车地址—县（区）

 接车地址—县（区）——呼叫受理基本信息数据元专用属性

 定义

接车地址—县（区）是指接患者上车地址中的县或区的名称。

国家标准数据元	是	相关拒绝(PN)	否
浙江标准数据元	是	可否无数值(NV)	是
是否为核心数据元	否	可否为空	是
使用方法	推荐	重现	0:1
内部标识符	HDSB05.12.042		

 属性

可否无数值(NV)：不适用　　未记录　　未报告

 约束

数据类型：字符串(String)　　最小长度：0　　最大长度：255

 数据元说明

行政区划具体名称以中国国家统计局统计用区划和城乡划分代码为标准。网址：http://www.stats.gov.cn/tjsj/tjbz/tjyqhdmhcxhfdm/

3.43 接车地址—乡(镇、街道办事处)

接车地址—乡(镇、街道办事处)——呼叫受理基本信息数据元专用属性

 定义

接车地址—乡(镇、街道办事处)是指接患者上车地址中的乡、镇或城市的街道办事处的名称。

国家标准数据元	是	相关拒绝(PN)	否
浙江标准数据元	是	可否无数值(NV)	是
是否为核心数据元	否	可否为空	是
使用方法	推荐	重现	0:1
内部标识符	HDSB05.12.043		

 属性

可否无数值(NV):不适用　　未记录　　未报告

 约束

数据类型:字符串(String)　　最小长度:0　　最大长度:255

 数据元说明

行政区划具体名称以中国国家统计局统计用区划和城乡划分代码为标准。网址:http://www.stats.gov.cn/tjsj/tjbz/tjyqhdmhcxhfdm/

3.44　接车地址—村(街、路、里、弄等)

 接车地址—村(街、路、里、弄等)——呼叫受理基本信息数据元专用属性

 定义

接车地址—村(街、路、里、弄等)是指接患者上车地址中的村或城市的(社区、居委会)街、路、里、弄等的名称。

国家标准数据元	是	相关拒绝(PN)	否
浙江标准数据元	是	可否无数值(NV)	是
是否为核心数据元	否	可否为空	是
使用方法	推荐	重现	0:1
内部标识符	HDSB05.12.044		

 属性

可否无数值(NV):不适用　　未记录　　未报告

 约束

数据类型:字符串(String)　　最小长度:0　　最大长度:255

 数据元说明

行政区划具体名称以中国国家统计局统计用区划和城乡划分代码为标准。网址:http://www.stats.gov.cn/tjsj/tjbz/tjyqhdmhcxhfdm/

3.45 接车地址—门牌号码

接车地址—门牌号码——呼叫受理基本信息数据元专用属性

 定义

接车地址—门牌号码是指接患者上车地址中的门牌号码。

国家标准数据元	是	相关拒绝(PN)	否
浙江标准数据元	是	可否无数值(NV)	是
是否为核心数据元	否	可否为空	是
使用方法	推荐	重现	0;1
内部标识符	HDSB05.12.045		

 属性

可否无数值(NV):不适用　　未记录　　未报告

 约束

数据类型:字符串(String)　　最小长度:0　　最大长度:255

3.46　接车地点

 接车地点——呼叫受理基本信息数据元专用属性

 定义

接车地点是指接患者上车所在地点详细地址。

国家标准数据元	是	相关拒绝(PN)	否
浙江标准数据元	是	可否无数值(NV)	是
是否为核心数据元	否	可否为空	是
使用方法	强制	重现	1:1
内部标识符	HDSB05.12.046		

 属性

可否无数值(NV):不适用　　未记录　　未报告

 约束

数据类型:字符串(String)　　最小长度:0　　最大长度:255

 数据元说明

接车地点是指接患者上车所在地点的详细地址。考虑到一个小区仅有一个门牌号,或者地点在高速公路、普通道路路口等,建议接车地点数据元对小区或大厦的名称、楼幢、单元、楼层、房号或者道路路口、高速公路位置编号等地点信息进行详细描述。

3.47 接车地址经度

❋接车地址经度——呼叫受理基本信息数据元专用属性

 定义

接车地址经度是指接患者上车地址的详细经度。

国家标准数据元	是	相关拒绝（PN）	否
浙江标准数据元	是	可否无数值（NV）	是
是否为核心数据元	否	可否为空	是
使用方法	推荐	重现	0:1
内部标识符	HDSB05.12.047		

 约束

样式:(\+|－)?(90(\.[0]{1,6})?|([1-8][0-9]|[0-9])(\.[0-9]{1,6})?)

 数据元说明

接车地址经度样式包含如下格式的"经度":经度最小值为－90,最大值为＋90,最多包含 6 位小数。

3.48 接车地址纬度

 接车地址纬度——呼叫受理基本信息数据元专用属性

 定义

接车地址纬度是指接患者上车地址的详细纬度。

国家标准数据元	是	相关拒绝(PN)	否
浙江标准数据元	是	可否无数值(NV)	是
是否为核心数据元	否	可否为空	是
使用方法	推荐	重现	0:1
内部标识符	HDSB05.12.048		

约束

样式:(\+|一)? (180(\.[0]{1,6})? |(1[0-7][0-9]|[1-9][0-9]|[0-9])(\.[0-9]{1,6})?)

数据元说明

接车地址纬度样式包含如下格式的"纬度":纬度最小值为-180,最大值为+180,最多包含6位小数。

3.49 呼救区域

 呼救区域——呼叫受理基本信息数据元专用属性

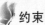 **定义**

呼救区域是指呼救事件发生所在地的管辖区域(县区级)。

国家标准数据元	是	相关拒绝(PN)	否
浙江标准数据元	是	可否无数值(NV)	否
是否为核心数据元	是	可否为空	否
使用方法	强制	重现	1:1
内部标识符	HDSB05.12.049		

 约束

数据类型:字符串(String)   最小长度:0   最大长度:255

 数据元说明

呼救区域(县区级)具体名称以中国国家统计局统计用区划和城乡划分代码为标准。网址:http://www.stats.gov.cn/tjsj/tjbz/tjyqhdmhcxhfdm/

 代码列表(浙江省)

代码	类型	说明
330102000000	上城区	属于杭州市(330100000000)
330103000000	下城区	属于杭州市(330100000000)
330104000000	江干区	属于杭州市(330100000000)
330105000000	拱墅区	属于杭州市(330100000000)
330106000000	西湖区	属于杭州市(330100000000)
330108000000	滨江区	属于杭州市(330100000000)
330109000000	萧山区	属于杭州市(330100000000)
330110000000	余杭区	属于杭州市(330100000000)
330111000000	富阳区	属于杭州市(330100000000)
330112000000	临安区	属于杭州市(330100000000)

续表

代码	类型	说明
330122000000	桐庐县	属于杭州市（330100000000）
330127000000	淳安县	属于杭州市（330100000000）
330182000000	建德市	属于杭州市（330100000000）
330203000000	海曙区	属于宁波市（330200000000）
330205000000	江北区	属于宁波市（330200000000）
330206000000	北仑区	属于宁波市（330200000000）
330211000000	镇海区	属于宁波市（330200000000）
330212000000	鄞州区	属于宁波市（330200000000）
330213000000	奉化区	属于宁波市（330200000000）
330225000000	象山县	属于宁波市（330200000000）
330226000000	宁海县	属于宁波市（330200000000）
330281000000	余姚市	属于宁波市（330200000000）
330282000000	慈溪市	属于宁波市（330200000000）
330302000000	鹿城区	属于温州市（330300000000）
330303000000	龙湾区	属于温州市（330300000000）
330304000000	瓯海区	属于温州市（330300000000）
330305000000	洞头区	属于温州市（330300000000）
330324000000	永嘉县	属于温州市（330300000000）
330326000000	平阳县	属于温州市（330300000000）
330327000000	苍南县	属于温州市（330300000000）
330328000000	文成县	属于温州市（330300000000）
330329000000	泰顺县	属于温州市（330300000000）
3303071000000	温州经济技术开发区	属于温州市（330300000000）
330381000000	瑞安市	属于温州市（330300000000）
330382000000	乐清市	属于温州市（330300000000）
330402000000	南湖区	属于嘉兴市（330400000000）
330411000000	秀洲区	属于嘉兴市（330400000000）
330421000000	嘉善县	属于嘉兴市（330400000000）
330424000000	海盐县	属于嘉兴市（330400000000）

续表

代码	类型	说明
330481000000	海宁市	属于嘉兴市（330400000000）
330482000000	平湖市	属于嘉兴市（330400000000）
330483000000	桐乡市	属于嘉兴市（330400000000）
330502000000	吴兴区	属于湖州市（330500000000）
330503000000	南浔区	属于湖州市（330500000000）
330521000000	德清县	属于湖州市（330500000000）
330522000000	长兴县	属于湖州市（330500000000）
330523000000	安吉县	属于湖州市（330500000000）
330602000000	越城区	属于绍兴市（330600000000）
330603000000	柯桥区	属于绍兴市（330600000000）
330604000000	上虞区	属于绍兴市（330600000000）
330624000000	新昌县	属于绍兴市（330600000000）
330681000000	诸暨市	属于绍兴市（330600000000）
330683000000	嵊州市	属于绍兴市（330600000000）
330702000000	婺城区	属于金华市（330700000000）
330703000000	金东区	属于金华市（330700000000）
330723000000	武义县	属于金华市（330700000000）
330726000000	浦江县	属于金华市（330700000000）
330727000000	磐安县	属于金华市（330700000000）
330781000000	兰溪市	属于金华市（330700000000）
330782000000	义乌市	属于金华市（330700000000）
330783000000	东阳市	属于金华市（330700000000）
330784000000	永康市	属于金华市（330700000000）
330802000000	柯城区	属于衢州市（330800000000）
330803000000	衢江区	属于衢州市（330800000000）
330822000000	常山县	属于衢州市（330800000000）
330824000000	开化县	属于衢州市（330800000000）
330825000000	龙游县	属于衢州市（330800000000）
330881000000	江山市	属于衢州市（330800000000）

续表

代码	类型	说明
330902000000	定海区	属于舟山市(330900000000)
330903000000	普陀区	属于舟山市(330900000000)
330921000000	岱山县	属于舟山市(330900000000)
330922000000	嵊泗县	属于舟山市(330900000000)
331002000000	椒江区	属于台州市(331000000000)
331003000000	黄岩区	属于台州市(331000000000)
331004000000	路桥区	属于台州市(331000000000)
331022000000	三门县	属于台州市(331000000000)
331023000000	天台县	属于台州市(331000000000)
331024000000	仙居县	属于台州市(331000000000)
331081000000	温岭市	属于台州市(331000000000)
331082000000	临海市	属于台州市(331000000000)
331083000000	玉环市	属于台州市(331000000000)
331102000000	莲都区	属于丽水市(331100000000)
331121000000	青田县	属于丽水市(331100000000)
331122000000	缙云县	属于丽水市(331100000000)
331123000000	遂昌县	属于丽水市(331100000000)
331124000000	松阳县	属于丽水市(331100000000)
331125000000	云和县	属于丽水市(331100000000)
331126000000	庆元县	属于丽水市(331100000000)
331127000000	景宁畲族自治县	属于丽水市(331100000000)
331181000000	龙泉市	属于丽水市(331100000000)

　　针对手机报警,有条件的单位可以通过报警手机定位,在地图上自动识别呼叫区域;针对固定电话,可以通过三字段中装机地址来自动识别呼叫区域。

3.50 管辖街道(乡、镇)

※管辖街道(乡、镇)——呼叫受理基本信息数据元专用属性

定义

管辖街道(乡、镇)是指呼救事件发生所在地的管辖街道(乡、镇)。

国家标准数据元	是	相关拒绝(PN)	否
浙江标准数据元	是	可否无数值(NV)	否
是否为核心数据元	否	可否为空	否
使用方法	可选	重现	0:1
内部标识符	HDSB05.12.050		

约束

数据类型:字符串(String)   最小长度:0   最大长度:255

数据元说明

管辖街道(乡、镇)具体名称以中国国家统计局统计用区划和城乡划分代码为标准。网址:http://www.stats.gov.cn/tjsj/tjbz/tjyqhdmhcxhfdm/

3.51　靠近路名

 靠近路名——呼叫受理基本信息数据元专用属性

 定义

靠近路名是指呼救事件发生所在地邻近道路的名称。

国家标准数据元	是	相关拒绝(PN)	否
浙江标准数据元	是	可否无数值(NV)	是
是否为核心数据元	否	可否为空	否
使用方法	可选	重现	0:1
内部标识符	HDSB05.12.051		

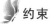 **属性**

可否无数值(NV):不适用　未记录　未报告

约束

数据类型:字符串(String)　最小长度:0　最大长度:255

3.52 管辖医院

❋管辖医院——呼叫受理基本信息数据元专用属性

 定义

管辖医院是指呼救事件发生所在地管辖医院的组织机构名称。

国家标准数据元	是	相关拒绝(PN)	否
浙江标准数据元	是	可否无数值(NV)	是
是否为核心数据元	否	可否为空	否
使用方法	推荐	重现	0:1
内部标识符	HDSB05.12.052		

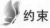 **属性**

可否无数值(NV):不适用

 约束

数据类型:字符串(String)　最小长度:0　最大长度:255

数据元说明

管辖医院是指当急救中心为指挥型模式(急救中心是具有独立法人的一个机构,但承担的职能仅仅是受理急救电话,调度指挥其他网络医院的救护车和人员到现场进行急救)或依附型模式(急救中心不作为一个独立机构,不仅设在医院内,而且急救人员、救护车、急救设备和经费支出全部靠医院解决,属于医院的一个部门)时,该急救中心所能调度指挥的急救资源所属的医院。若急救中心处于独立型等具有自身所属急救资源的运行模式下,则本数据元不适用。

3.53　管辖分站

　管辖分站——呼叫受理基本信息数据元专用属性

　定义

管辖分站是指呼救事件发生所在地管辖医院的组织机构名称。

国家标准数据元	否	相关拒绝(PN)	否
浙江标准数据元	是	可否无数值(NV)	是
是否为核心数据元	是	可否为空	是
使用方法	必需	重现	0:1
内部标识符	HDSB05.12.053		

　属性

可否无数值(NV):不适用

　约束

数据类型:字符串(String)　　最小长度:0　　最大长度:255

　数据元说明

管辖分站是指当急救中心为独立型模式(急救中心是具有独立法人的一个机构,是指急救中心的管理和运行完全单独且是具有法人资质的机构,财务独立核算,拥有自身的急救资源,从受理急救电话到将患者送达医院均由急救中心负责)时,该管辖分站是急救中心的直属站点。若急救中心处于指挥型等运行模式下,则本数据元不适用。

3.54 追加备注

追加备注——呼叫受理基本信息数据元专用属性

定义

追加备注是指对个体所患疾病的其他追加描述。

国家标准数据元	是	相关拒绝(PN)	是
浙江标准数据元	是	可否无数值(NV)	是
是否为核心数据元	否	可否为空	是
使用方法	推荐	重现	0:1
内部标识符	HDSB05.12.054		

属性

相关拒绝(PN):禁忌备注　　检查发现不存在　　药物过敏
　　　　　　　已用药物　　是否药物过敏未知　　非 EMS 操作
可否无数值(NV):不适用　　未记录　　未报告

约束

数据类型:字符串(String)　　最小长度:0　　最大长度:255

3.55 呼叫方式

 呼叫方式——呼叫受理基本信息数据元专用属性

 定义

呼叫方式是指电话呼入方式,如电话、微信、应用程序(Application,APP)等。

国家标准数据元	否	相关拒绝(PN)	否
浙江标准数据元	是	可否无数值(NV)	否
是否为核心数据元	是	可否为空	否
使用方法	选择	重现	1:1
内部标识符	HDSB05.12.055		

 约束

数据类型:字符串(String)　　最小长度:0　　最大长度:255

 代码列表

代码	类型	说明
1	电话	
2	自动呼叫器	
3	微信	
4	急救应用程序	
5	短信	
6	人工生成	
99	其他	

3.56 呼叫者身份

 呼叫者身份——呼叫受理基本信息数据元专用属性

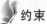 **定义**

呼叫者身份是指呼叫信息的来源身份。

国家标准数据元	否	相关拒绝(PN)	否
浙江标准数据元	是	可否无数值(NV)	否
是否为核心数据元	否	可否为空	否
使用方法	选择	重现	1:1
内部标识符	HDSB05.12.056		

 约束

数据类型:字符串(String)　　最小长度:0　　最大长度:255

代码列表

代码	类型	说明
1	本人	
2	亲属	
3	路人	
4	110	
5	122	
6	119	
7	第三方医疗(保险)	第三方健康医疗服务公司会员
8	同事	
99	其他	

3.57 呼叫者类型

 呼叫者类型——呼叫受理基本信息数据元专用属性

 定义

呼叫者类型是指呼叫者类型等级。

国家标准数据元	否	相关拒绝(PN)	否
浙江标准数据元	是	可否无数值(NV)	否
是否为核心数据元	否	可否为空	否
使用方法	选择	重现	1:1
内部标识符	HDSB05.12.057		

 约束

数据类型:字符串(String)　　最小长度:0　　最大长度:255

 代码列表

代码	类型	说明
1	普通用户	
2	重点用户	
3	保险用户	第三方健康医疗服务公司会员
4	APP 用户	
99	其他	

3.58 呼叫事件类型

 呼叫事件类型——呼叫受理基本信息数据元专用属性

 定义

呼叫事件类型是指呼叫受理事件的类型代码。

国家标准数据元	否	相关拒绝(PN)	否
浙江标准数据元	是	可否无数值(NV)	否
是否为核心数据元	是	可否为空	否
使用方法	选择	重现	1:1
内部标识符	HDSB05.12.058		

 约束

数据类型:字符串(String)   最小长度:0   最大长度:255

代码列表

代码	类型	说明
1	急救	
2	转诊	
3	回送	下送或护送回家
4	突发事件	
5	投诉	
6	咨询	
99	其他	

第 4 章

调度指挥基本信息数据元专用属性

4.1　患者姓名

❋患者姓名——调度指挥基本信息数据元专用属性

 定义

患者姓名是指患者在公安管理部门正式登记注册的姓氏和名称。

国家标准数据元	否	相关拒绝(PN)	是
浙江标准数据元	是	可否无数值(NV)	是
是否为核心数据元	否	可否为空	是
使用方法	推荐	重现	0:1
内部标识符	HDSB05.12.059		

 属性

可否无数值(NV):不适用　　未记录　　未报告
相关拒绝(PN):拒绝提供　　无法完成

 约束

数据类型:字符串(String)　　最小长度:1　　最大长度:128

 数据元说明

相关拒绝的可选项包含"拒绝提供"和"无法完成"。

4.2 性别代码

 性别代码——调度指挥基本信息数据元专用属性

定义

性别代码是指本人生理性别的代码。

国家标准数据元	否	相关拒绝(PN)	否
浙江标准数据元	是	可否无数值(NV)	是
是否为核心数据元	否	可否为空	是
使用方法	推荐	重现	0:1
内部标识符	HDSB05.12.060		

属性

可否无数值(NV):不适用　　未记录　　未报告

约束

数据类型:字符串(String)　　最小长度:1　　最大长度:128

代码列表

代码	类型	说明
01	未知的性别	
02	男性	
03	女性	
04	未说明的性别	

4.3　职业代码

※职业代码——调度指挥基本信息数据元专用属性

 定义

职业代码是指患者当前职业类别的代码。

国家标准数据元	是	相关拒绝(PN)	否
浙江标准数据元	是	可否无数值(NV)	是
是否为核心数据元	否	可否为空	是
使用方法	可选	重现	0:1
内部标识符	HDSB05.12.061		

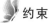 **属性**

可否无数值(NV):不适用　　未记录　　未报告

 约束

数据类型:字符串(String)　　最小长度:1　　最大长度:128

代码列表

代码	类型	说明
01	国家机关、党群组织、企业、事业单位负责人	参考《中华人民共和国国家标准职业分类与代码(GB/T 6565-2015)》
02	专业技术人员	参考《中华人民共和国国家标准职业分类与代码(GB/T 6565-2015)》
03	办事人员和有关人员	参考《中华人民共和国国家标准职业分类与代码(GB/T 6565-2015)》
04	商业、服务业人员	参考《中华人民共和国国家标准职业分类与代码(GB/T 6565-2015)》
05	农、林、牧、渔、水利业生产人员	参考《中华人民共和国国家标准职业分类与代码(GB/T 6565-2015)》
06	生产、运输设备操作人员及有关人员	参考《中华人民共和国国家标准职业分类与代码(GB/T 6565-2015)》
07	军人	参考《中华人民共和国国家标准职业分类与代码(GB/T 6565-2015)》
99	不便分类的其他从业人员	参考《中华人民共和国国家标准职业分类与代码(GB/T 6565-2015)》

4.4 联系电话

联系电话——调度指挥基本信息数据元专用属性

定义

联系电话是指联系人的电话号码,包括国内区号、固定电话号码和手机号码。

国家标准数据元	是	相关拒绝(PN)	否
浙江标准数据元	是	可否无数值(NV)	否
是否为核心数据元	是	可否为空	否
使用方法	必需	重现	1:1
内部标识符	HDSB05.12.062		

属性

数据类型:字符串(String)　最小长度:0　最大长度:255
电话号码类型:传真　家庭电话　手机　工作电话

约束

样式:
手机号码——[1-9][0-9][0-9][0-9][0-9][0-9][0-9][0-9][0-9][0-9] [0-9]
固定电话号码——[0-9][0-9][0-9][0-9][0-9][0-9][0-9][0-9][0-9] [0-9] [0-9] [0-9]

数据元说明

手机号码为11位数;固定电话(家庭电话、工作电话、传真号码)为区位码加电话号码,共计12位数。

4.5　呼叫原因代码

 呼叫原因代码——调度指挥基本信息数据元专用属性

定义

呼叫原因代码是指患者呼车原因在特定编码体系中的代码。

国家标准数据元	是	相关拒绝（PN）	否
浙江标准数据元	是	可否无数值（NV）	是
是否为核心数据元	是	可否为空	是
使用方法	可选	重现	0:1
内部标识符	HDSB05.12.063		

属性

可否无数值（NV）：不适用　　未记录　　未报告

约束

数据类型：字符串（String）　　最小长度：1　　最大长度：128

代码列表

代码	类型	说明
10	**创伤**	
1001	交通伤	
1002	钝器伤	
1003	火器伤	
1004	锐器伤	
1005	坠落伤	
1006	跌伤/扭伤	
1007	烧烫伤	
1008	爆炸伤	
1009	冻伤	
1010	窒息/悬吊	

续表

代码	类型	说明
1011	动物伤	
1012	性侵犯伤	
1013	不清楚或对方不配合	
1099	其他	
11	**非创伤**	
1101	昏迷/晕厥	
1102	头痛	
1103	头晕/眩晕	
1104	胸痛/胸闷	
1105	心悸	
1106	呼吸困难	
1107	咯血/呕血	
1108	腹痛/腹胀	
1109	腰痛/背痛	
1110	恶心/呕吐	
1111	大便异常	
1112	小便异常	
1113	口角歪斜/肢体运动障碍	
1114	寒颤/发热	
1115	浮肿	
1116	肢体麻木	
1117	疼痛	
1118	失语	
1119	心跳呼吸停止/死亡	
1120	过敏/皮肤疾病	
1121	癫痫/抽搐/惊厥	
1122	不清楚或对方不配合	
1199	其他	

代码	类型	说明
12	**中毒/理化伤害**	
1201	药物中毒	
1202	农药中毒	
1203	有害气体中毒	
1204	化学品中毒	
1205	致瘾性毒品中毒	
1206	生物毒素中毒	
1207	急性酒精中毒	
1208	溺水	
1209	化学性烧伤(强酸、强碱)	
1210	电击伤	
1211	放射病(电离辐射)	
1212	中暑	
1213	高原病/减压病	
1214	不清楚或对方不配合	
1299	其他	
13	**妇产科急症**	
1301	临产/早产	
1302	腹痛	
1303	痛经	
1304	阴道出血/流产	
1305	产后出血	
1306	妊娠反应	
1307	不清楚或对方不配合	
13099	其他	
14	**新生儿急症**	
1401	新生儿急症	
15	**五官急症**	
1501	五官创伤	
1502	五官感染	

续表

代码	类型	说明
1503	五官异物/呼吸道异物	
1504	五官出血/鼻出血	
1505	颞下颌关节急性脱位	
1506	失明/失聪	
1507	不清楚或对方不配合	
1599	其他	
16	**传染病**	
1601	流感	
1602	肺结核	
1603	艾滋病	
1604	严重急性呼吸综合征(非典型肺炎)	
1605	中东呼吸综合征	
1606	新型冠状病毒肺炎(COVID-19)	
1607	新型传染病	
1608	不清楚或对方不配合	
1699	其他	
17	**精神疾病**	
1701	抑郁/焦虑	
1702	谵妄/躁狂	
1703	神经官能症	
1704	情绪异常	
1705	不清楚或对方不配合	
1799	其他	
18	**自诉诊断**	**引用自呼叫受理基本信息数据元专用属性中3.27自诉诊断**
1801	创伤类急症	
180101	交通伤	按致伤原因分类
18010101	颅脑损伤	按致伤部位分类
18010102	颌面部损伤	按致伤部位分类
18010103	颈部损伤	按致伤部位分类

代码	类型	说明
18010104	胸部损伤	按致伤部位分类
18010105	腹部损伤	按致伤部位分类
18010106	脊柱/脊髓损伤	按致伤部位分类
18010107	四肢损伤	按致伤部位分类
18010108	骨盆骨折	按致伤部位分类
18010109	泌尿、生殖系统损伤	按致伤部位分类
18010110	多发性创伤	按致伤部位分类
180102	钝器伤	按致伤原因分类
1801020101	颅脑损伤	按致伤部位分类
1801020102	颌面部损伤	按致伤部位分类
18010203	颈部损伤	按致伤部位分类
18010204	胸部损伤	按致伤部位分类
18010205	腹部损伤	按致伤部位分类
18010206	脊柱/脊髓损伤	按致伤部位分类
18010207	四肢损伤	按致伤部位分类
18010208	骨盆骨折	按致伤部位分类
18010209	泌尿、生殖系统损伤	按致伤部位分类
18010210	多发性创伤	按致伤部位分类
180103	锐器伤	按致伤原因分类
18010301	颅脑损伤	按致伤部位分类
18010302	颌面部损伤	按致伤部位分类
18010303	颈部损伤	按致伤部位分类
18010304	胸部损伤	按致伤部位分类
18010305	腹部损伤	按致伤部位分类
18010306	脊柱/脊髓损伤	按致伤部位分类
18010307	四肢损伤	按致伤部位分类
18010308	骨盆骨折	按致伤部位分类
18010309	泌尿、生殖系统损伤	按致伤部位分类
18010310	多发性创伤	按致伤部位分类

续表

代码	类型	说明
180104	坠落伤	按致伤原因分类
18010401	颅脑损伤	按致伤部位分类
18010402	颌面部损伤	按致伤部位分类
18010403	颈部损伤	按致伤部位分类
18010404	胸部损伤	按致伤部位分类
18010405	腹部损伤	按致伤部位分类
18010406	脊柱/脊髓损伤	按致伤部位分类
18010407	四肢损伤	按致伤部位分类
18010408	骨盆骨折	按致伤部位分类
18010409	泌尿、生殖系统损伤	按致伤部位分类
18010410	多发性创伤	按致伤部位分类
180105	爆炸伤	按致伤原因分类
18010501	颅脑损伤	按致伤部位分类
18010502	颌面部损伤	按致伤部位分类
18010503	颈部损伤	按致伤部位分类
18010504	胸部损伤	按致伤部位分类
18010505	腹部损伤	按致伤部位分类
18010506	脊柱/脊髓损伤	按致伤部位分类
18010507	四肢损伤	按致伤部位分类
18010508	骨盆骨折	按致伤部位分类
18010509	泌尿、生殖系统损伤	按致伤部位分类
18010510	多发性创伤	按致伤部位分类
180106	火器伤	按致伤原因分类
18010601	颅脑损伤	按致伤部位分类
18010602	颌面部损伤	按致伤部位分类
18010603	颈部损伤	按致伤部位分类
18010604	胸部损伤	按致伤部位分类
18010605	腹部损伤	按致伤部位分类
18010606	脊柱/脊髓损伤	按致伤部位分类

续表

代码	类型	说明
18010607	四肢损伤	按致伤部位分类
18010608	骨盆骨折	按致伤部位分类
18010609	泌尿、生殖系统损伤	按致伤部位分类
18010610	多发性创伤	按致伤部位分类
180107	烧烫伤	按致伤原因分类
18010701	颌面部损伤	按致伤部位分类
18010702	颈部损伤	按致伤部位分类
18010703	胸部损伤	按致伤部位分类
18010704	腹部损伤	按致伤部位分类
18010705	四肢损伤	按致伤部位分类
18010706	泌尿、生殖系统损伤	按致伤部位分类
18010707	多发性创伤	按致伤部位分类
180108	挤压伤	按致伤原因分类
18010801	颅脑损伤	按致伤部位分类
18010802	颌面部损伤	按致伤部位分类
18010803	颈部损伤	按致伤部位分类
18010804	胸部损伤	按致伤部位分类
18010805	腹部损伤	按致伤部位分类
18010806	脊柱/脊髓损伤	按致伤部位分类
18010807	四肢损伤	按致伤部位分类
18010808	骨盆骨折	按致伤部位分类
18010809	泌尿、生殖系统损伤	按致伤部位分类
18010810	多发性创伤	按致伤部位分类
180109	撕脱伤	按致伤原因分类
18010901	头部损伤	按致伤部位分类
18010902	颌面部损伤	按致伤部位分类
18010903	颈部损伤	按致伤部位分类
18010904	胸部损伤	按致伤部位分类
18010905	腹部损伤	按致伤部位分类

续表

代码	类型	说明
18010906	脊柱/脊髓损伤	按致伤部位分类
18010907	四肢损伤	按致伤部位分类
18010908	泌尿、生殖系统损伤	按致伤部位分类
18010909	多发性创伤	按致伤部位分类
180110	跌伤/扭伤	按致伤原因分类
18011001	颅脑损伤	按致伤部位分类
18011002	颌面部损伤	按致伤部位分类
18011003	颈部损伤	按致伤部位分类
18011004	胸部损伤	按致伤部位分类
18011005	腹部损伤	按致伤部位分类
18011006	脊柱/脊髓损伤	按致伤部位分类
18011007	四肢损伤	按致伤部位分类
18011008	骨盆骨折	按致伤部位分类
18011009	泌尿、生殖系统损伤	按致伤部位分类
18011010	多发性创伤	按致伤部位分类
180111	冻伤	按致伤原因分类
18011101	颌面部损伤	按致伤部位分类
18011102	颈部损伤	按致伤部位分类
18011103	胸部损伤	按致伤部位分类
18011104	腹部损伤	按致伤部位分类
18011105	四肢损伤	按致伤部位分类
18011106	泌尿、生殖系统损伤	按致伤部位分类
18011107	多发性创伤	按致伤部位分类
180112	窒息/悬吊	按致伤原因分类
180113	动物伤	按致伤原因分类
18011301	颅脑损伤	按致伤部位分类
18011302	颌面部损伤	按致伤部位分类
18011303	颈部损伤	按致伤部位分类
18011304	胸部损伤	按致伤部位分类

续表

代码	类型	说明
18011305	腹部损伤	按致伤部位分类
18011306	脊柱/脊髓损伤	按致伤部位分类
18011307	四肢损伤	按致伤部位分类
18011308	骨盆骨折	按致伤部位分类
18011309	泌尿、生殖系统损伤	按致伤部位分类
18011310	多发性创伤	按致伤部位分类
180114	性侵犯伤	按致伤原因分类
18011401	颅脑损伤	按致伤部位分类
18011402	颌面部损伤	按致伤部位分类
18011403	颈部损伤	按致伤部位分类
18011404	胸部损伤	按致伤部位分类
18011405	腹部损伤	按致伤部位分类
18011406	脊柱/脊髓损伤	按致伤部位分类
18011407	四肢损伤	按致伤部位分类
18011408	骨盆骨折	按致伤部位分类
18011409	泌尿、生殖系统损伤	按致伤部位分类
18011410	多发性创伤	按致伤部位分类
180199	其他	
1802	**循环系统急症**	
180201	急性冠脉综合征	
180202	急性心力衰竭	
180203	心律失常急症	
180204	高血压急症	
180205	急性心脏压塞	
180206	主动脉夹层	
180207	心搏骤停	
180299	其他	
1803	**急性中毒/理化伤害**	
180301	药物中毒	

续表

代码	类型	说明
180302	农药中毒	
180303	有害气体中毒	
180304	化学品中毒	
180305	生物毒素中毒	
180306	急性酒精中毒	
180307	溺水	
180308	化学性烧伤(强酸、强碱)	
180309	电击伤	
180310	放射病(电离辐射)	
180311	中暑	
180312	高原病/减压病	
180399	其他	
1804	**呼吸系统急症**	
180401	支气管哮喘	
180402	肺部感染	
180403	呼吸衰竭	
180404	气胸	
180405	急性呼吸窘迫综合征	
180406	慢性阻塞性肺疾病急性发作	
180407	咯血待查	
180408	呼吸道异物	
180499	其他	
1805	**妇产科急症**	
180501	临产/早产	
180502	异位妊娠	
180503	羊水栓塞	
180504	阴道出血待查	
180505	腹痛待查	
180506	痛经	

续表

代码	类型	说明
180507	产后出血	
180508	胎膜早破	
180509	妊娠期高血压	
180510	妊娠反应	
180599	其他	
1806	**儿科急症**	
180601	高热惊厥	
180602	新生儿误吸综合征	
180603	小儿腹泻	
180699	其他	
1807	**内分泌系统及代谢性急症**	
180701	糖尿病并发症	
180702	低血糖危象	
180703	甲状腺功能亢进危象	
180704	肾上腺皮质功能危象	
180705	垂体危象与垂体卒中	
180706	痛风	
180799	其他	
1808	**泌尿、生殖系统急症**	
180801	急性肾功能衰竭	
180802	尿石症	
180803	泌尿、生殖系统感染	
180804	血尿待查	
180899	其他	
1809	**神经系统急症**	
180901	脑卒中	
180902	癫痫	
180903	昏迷待查	
180904	眩晕综合征	

续表

代码	类型	说明
180905	重症肌无力	
180906	颅内感染	
180907	格林巴利综合征	
180999	其他	
1810	**五官科急症**	
181001	急性会厌炎	
181002	鼻衄	
181003	急性喉头水肿	
181004	眼外伤	
181005	失明/失聪	
181006	五官异物	
181007	颞下颌关节急性脱位	
181099	其他	
1811	**消化系统急症**	
181101	急腹症	
181102	消化道出血	
181103	急性肝衰竭	
181104	急性肠炎	
181199	其他	
1812	**血液系统急症**	
181201	白血病并急性感染	
181202	急性重度贫血	
181203	出血待查	
181204	过敏性紫癜	
181299	其他	
1813	**精神疾病**	
181301	抑郁症	
181302	强迫症	
181303	精神分裂症	

续表

代码	类型	说明
181304	神经官能症	
181305	惊恐障碍	
181306	精神异常待查	
1813099	其他	
1814	**传染性疾病**	
181401	流感	
181402	肺结核	
181403	艾滋病	
181404	严重急性呼吸综合征（非典型肺炎）	
181405	中东呼吸综合征	
181406	新型冠状病毒肺炎（COVID-19）	
181407	梅毒	
181408	新型传染病	
181499	其他	
1815	**其他急症**	
181501	高热	
181502	全身衰竭	
181503	癌症晚期急性并发症	

数据元说明

本数据元代码列表中自诉诊断引用自呼叫受理基本信息数据元专用属性中
3.27 自诉诊断数据元代码列表。

4.6 送达地点

 送达地点——调度指挥基本信息数据元专用属性

 定义

送达地点是指将患者送往目的地的地点。

国家标准数据元	是	相关拒绝(PN)	否
浙江标准数据元	是	可否无数值(NV)	是
是否为核心数据元	是	可否为空	是
使用方法	可选	重现	0:1
内部标识符	HDSB05.12.064		

 属性

可否无数值(NV):不适用   未记录   未报告

 约束

数据类型:字符串(String)   最小长度:1   最大长度:128

4.7　自救标志

　自救标志——调度指挥基本信息数据元专用属性

　定义

自救标志是指是否发生自救行为。

国家标准数据元	是	相关拒绝(PN)	否
浙江标准数据元	是	可否无数值(NV)	是
是否为核心数据元	否	可否为空	是
使用方法	可选	重现	0:1
内部标识符	HDSB05.12.065		

　属性

可否无数值(NV):不适用　　未记录　　未报告

　约束

数据类型:字符串(String)　　最小长度:1　　最大长度:128

　代码列表

代码	类型	说明
1	是	
2	否	
3	不详	

4.8 病 史

※病史——调度指挥基本信息数据元专用属性

定义

病史是指对患者既往健康状况和疾病的详细描述。

国家标准数据元	是	相关拒绝（PN）	是
浙江标准数据元	是	可否无数值（NV）	是
是否为核心数据元	是	可否为空	是
使用方法	推荐	重现	0:1
内部标识符	HDSB05.12.066		

属性

可否无数值（NV）：不适用　　未记录　　未报告

相关拒绝（PN）：无报告　　拒绝提供　　无法完成　　无应答

约束

数据类型：字符串（String）　　最小长度：1　　最大长度：255

数据元说明

病史的具体形式参考 ICD-10-CM 中诊断代码（Diagnosis Codes）及 ICP-10-PCS 程序化健康干预代码（Procedural Health Intervention Codes）。

4.9 自诉诊断代码

自诉诊断代码——调度指挥基本信息数据元专用属性

定义

自诉诊断代码是指初步诊断在特定编码体系中的代码。

国家标准数据元	否	相关拒绝（PN）	否
浙江标准数据元	是	可否无数值（NV）	否
是否为核心数据元	否	可否为空	否
使用方法	可选	重现	0:M
内部标识符	HDSB05.12.067		

约束

数据类型：字符串（String）   最小长度：1   最大长度：255

代码列表

代码	类型	说明
01	**创伤类急症**	
0101	**交通伤**	**按致伤原因分类**
010101	颅脑损伤	按致伤部位分类
010102	颌面部损伤	按致伤部位分类
010103	颈部损伤	按致伤部位分类
010104	胸部损伤	按致伤部位分类
010105	腹部损伤	按致伤部位分类
010106	脊柱/脊髓损伤	按致伤部位分类
010107	四肢损伤	按致伤部位分类
010108	骨盆骨折	按致伤部位分类
010109	泌尿、生殖系统损伤	按致伤部位分类
010110	多发性创伤	按致伤部位分类
0102	**钝器伤**	**按致伤原因分类**
010201	颅脑损伤	按致伤部位分类

续表

代码	类型	说明
010202	颌面部损伤	按致伤部位分类
010203	颈部损伤	按致伤部位分类
010204	胸部损伤	按致伤部位分类
010205	腹部损伤	按致伤部位分类
010206	脊柱/脊髓损伤	按致伤部位分类
010207	四肢损伤	按致伤部位分类
010208	骨盆骨折	按致伤部位分类
010209	泌尿、生殖系统损伤	按致伤部位分类
010210	多发性创伤	按致伤部位分类
0103	**锐器伤**	**按致伤原因分类**
010301	颅脑损伤	按致伤部位分类
010302	颌面部损伤	按致伤部位分类
010303	颈部损伤	按致伤部位分类
010304	胸部损伤	按致伤部位分类
010305	腹部损伤	按致伤部位分类
010306	脊柱/脊髓损伤	按致伤部位分类
010307	四肢损伤	按致伤部位分类
010308	骨盆骨折	按致伤部位分类
010309	泌尿、生殖系统损伤	按致伤部位分类
010310	多发性创伤	按致伤部位分类
0104	**坠落伤**	**按致伤原因分类**
010401	颅脑损伤	按致伤部位分类
010402	颌面部损伤	按致伤部位分类
010403	颈部损伤	按致伤部位分类
010404	胸部损伤	按致伤部位分类
010405	腹部损伤	按致伤部位分类
010406	脊柱/脊髓损伤	按致伤部位分类
010407	四肢损伤	按致伤部位分类
010408	骨盆骨折	按致伤部位分类

续表

代码	类型	说明
010409	泌尿、生殖系统损伤	按致伤部位分类
010410	多发性创伤	按致伤部位分类
0105	**爆炸伤**	**按致伤原因分类**
010501	颅脑损伤	按致伤部位分类
010502	颌面部损伤	按致伤部位分类
010503	颈部损伤	按致伤部位分类
010504	胸部损伤	按致伤部位分类
010505	腹部损伤	按致伤部位分类
010506	脊柱/脊髓损伤	按致伤部位分类
010507	四肢损伤	按致伤部位分类
010508	骨盆骨折	按致伤部位分类
010509	泌尿、生殖系统损伤	按致伤部位分类
010510	多发性创伤	按致伤部位分类
0106	**火器伤**	**按致伤原因分类**
010601	颅脑损伤	按致伤部位分类
010602	颌面部损伤	按致伤部位分类
010603	颈部损伤	按致伤部位分类
010604	胸部损伤	按致伤部位分类
010605	腹部损伤	按致伤部位分类
010606	脊柱/脊髓损伤	按致伤部位分类
010607	四肢损伤	按致伤部位分类
010608	骨盆骨折	按致伤部位分类
010609	泌尿、生殖系统损伤	按致伤部位分类
010610	多发性创伤	按致伤部位分类
0107	**烧烫伤**	**按致伤原因分类**
010701	颌面部损伤	按致伤部位分类
010702	颈部损伤	按致伤部位分类
010703	胸部损伤	按致伤部位分类
010704	腹部损伤	按致伤部位分类

续表

代码	类型	说明
010705	四肢损伤	按致伤部位分类
010706	泌尿、生殖系统损伤	按致伤部位分类
010707	多发性创伤	按致伤部位分类
0108	**挤压伤**	**按致伤原因分类**
010801	颅脑损伤	按致伤部位分类
010802	颌面部损伤	按致伤部位分类
010803	颈部损伤	按致伤部位分类
010804	胸部损伤	按致伤部位分类
010805	腹部损伤	按致伤部位分类
010806	脊柱/脊髓损伤	按致伤部位分类
010807	四肢损伤	按致伤部位分类
010808	骨盆骨折	按致伤部位分类
010809	泌尿、生殖系统损伤	按致伤部位分类
010810	多发性创伤	按致伤部位分类
0109	**撕脱伤**	**按致伤原因分类**
010901	头部损伤	按致伤部位分类
010902	颌面部损伤	按致伤部位分类
010903	颈部损伤	按致伤部位分类
010904	胸部损伤	按致伤部位分类
010905	腹部损伤	按致伤部位分类
010906	脊柱/脊髓损伤	按致伤部位分类
010907	四肢损伤	按致伤部位分类
010908	泌尿、生殖系统损伤	按致伤部位分类
010909	多发性创伤	按致伤部位分类
0110	**跌伤/扭伤**	**按致伤原因分类**
011001	颅脑损伤	按致伤部位分类
011002	颌面部损伤	按致伤部位分类
011003	颈部损伤	按致伤部位分类
011004	胸部损伤	按致伤部位分类

代码	类型	说明
011005	腹部损伤	按致伤部位分类
011006	脊柱/脊髓损伤	按致伤部位分类
011007	四肢损伤	按致伤部位分类
011008	骨盆骨折	按致伤部位分类
011009	泌尿、生殖系统损伤	按致伤部位分类
011010	多发性创伤	按致伤部位分类
0111	**冻伤**	**按致伤原因分类**
011101	颌面部损伤	按致伤部位分类
011102	颈部损伤	按致伤部位分类
011103	胸部损伤	按致伤部位分类
011104	腹部损伤	按致伤部位分类
011105	四肢损伤	按致伤部位分类
011106	泌尿、生殖系统损伤	按致伤部位分类
011107	多发性创伤	按致伤部位分类
0112	**窒息/悬吊**	**按致伤原因分类**
0113	**动物伤**	**按致伤原因分类**
011301	颅脑损伤	按致伤部位分类
011302	颌面部损伤	按致伤部位分类
011303	颈部损伤	按致伤部位分类
011304	胸部损伤	按致伤部位分类
011305	腹部损伤	按致伤部位分类
011306	脊柱/脊髓损伤	按致伤部位分类
011307	四肢损伤	按致伤部位分类
011308	骨盆骨折	按致伤部位分类
011309	泌尿、生殖系统损伤	按致伤部位分类
011310	多发性创伤	按致伤部位分类
0114	**性侵犯伤**	**按致伤原因分类**
011401	颅脑损伤	按致伤部位分类
011402	颌面部损伤	按致伤部位分类

续表

代码	类型	说明
011403	颈部损伤	按致伤部位分类
011404	胸部损伤	按致伤部位分类
011405	腹部损伤	按致伤部位分类
011406	脊柱/脊髓损伤	按致伤部位分类
011407	四肢损伤	按致伤部位分类
011408	骨盆骨折	按致伤部位分类
011409	泌尿、生殖系统损伤	按致伤部位分类
011410	多发性创伤	按致伤部位分类
0199	其他	
02	**循环系统急症**	
0201	急性冠脉综合征	
0202	急性心力衰竭	
0203	心律失常急症	
0204	高血压急症	
0205	急性心脏压塞	
0206	主动脉夹层	
0207	心搏骤停	
0299	其他	
03	**急性中毒/理化伤害**	
0301	药物中毒	
0302	农药中毒	
0303	有害气体中毒	
0304	化学品中毒	
0305	生物毒素中毒	
0306	急性酒精中毒	
0307	溺水	
0308	化学性烧伤(强酸、强碱)	
0309	电击伤	
0310	放射病(电离辐射)	

续表

代码	类型	说明
0311	中暑	
0312	高原病/减压病	
0399	其他	
04	**呼吸系统急症**	
0401	支气管哮喘	
0402	肺部感染	
0403	呼吸衰竭	
0404	气胸	
0405	急性呼吸窘迫综合征	
0406	慢性阻塞性肺疾病急性发作	
0407	咯血待查	
0408	呼吸道异物	
0499	其他	
05	**妇产科急症**	
0501	临产/早产	
0502	异位妊娠	
0503	羊水栓塞	
0504	阴道出血待查	
0505	腹痛待查	
0506	痛经	
0507	产后出血	
0508	胎膜早破	
0509	妊娠期高血压	
0510	妊娠反应	
0599	其他	
06	**儿科急症**	
0601	高热惊厥	
0602	新生儿误吸综合征	
0603	小儿腹泻	

续表

代码	类型	说明
0699	其他	
07	**内分泌系统及代谢性急症**	
0701	糖尿病并发症	
0702	低血糖危象	
0703	甲状腺功能亢进危象	
0704	肾上腺皮质功能危象	
0705	垂体危象与垂体卒中	
0706	痛风	
0799	其他	
08	**泌尿、生殖系统急症**	
0801	急性肾功能衰竭	
0802	尿石症	
0803	泌尿、生殖系统感染	
0804	血尿待查	
0899	其他	
09	**神经系统急症**	
0901	脑卒中	
0902	癫痫	
0903	昏迷待查	
0904	眩晕综合征	
0905	重症肌无力	
0906	颅内感染	
0907	格林巴利综合征	
0999	其他	
10	**五官科急症**	
1001	急性会厌炎	
1002	鼻衄	
1003	急性喉头水肿	
1004	眼外伤	

续表

代码	类型	说明
1005	失明/失聪	
1006	五官异物	
1007	颞下颌关节急性脱位	
1099	其他	
11	**消化系统急症**	
1101	急腹症	
1102	消化道出血	
1103	急性肝衰竭	
1104	急性肠炎	
1199	其他	
12	**血液系统急症**	
1201	白血病并急性感染	
1202	急性重度贫血	
1203	出血待查	
1204	过敏性紫癜	
1299	其他	
13	**精神疾病**	
1301	抑郁症	
1302	强迫症	
1303	精神分裂症	
1304	神经官能症	
1305	惊恐障碍	
1306	精神异常待查	
13099	其他	
14	**传染性疾病**	
1401	流感	
1402	肺结核	
1403	艾滋病	
1404	严重急性呼吸综合征(非典型肺炎)	

续表

代码	类型	说明
1405	中东呼吸综合征	
1406	新型冠状病毒肺炎(COVID-19)	
1407	梅毒	
1408	新型传染病	
1499	其他	
15	**其他急症**	
1501	高热	
1502	全身衰竭	
1503	癌症晚期急性并发症	
1599	其他	

 数据元说明

　　本数据元代码列表参考《院前医疗急救基本数据集(WS 542-2017)》中院前医疗急救初步诊断代码表。由于在该表创伤类急症大类中存在"按致伤原因分类"及"按致伤部位分类"两种方式并存的情况,因此在本数据元中该大类修正为三级目录。由于本数据元基于患者口述,所以在实际操作中可仅选一级目录,而二级和三级目录可在后续流程的初步诊断数据元中进一步完善。

4.10　初步诊断代码

※初步诊断代码——调度指挥基本信息数据元专用属性

定义

初步诊断代码是指初步诊断在特定编码体系中的代码。

国家标准数据元	是	相关拒绝(PN)	否
浙江标准数据元	是	可否无数值(NV)	否
是否为核心数据元	否	可否为空	否
使用方法	可选	重现	0:M
内部标识符	HDSB05.12.068		

约束

数据类型:字符串(String)　　最小长度:1　　最大长度:255

代码列表

代码	类型	说明
01	**创伤类急症**	
0101	**交通伤**	**按致伤原因分类**
010101	颅脑损伤	按致伤部位分类
010102	颌面部损伤	按致伤部位分类
010103	颈部损伤	按致伤部位分类
010104	胸部损伤	按致伤部位分类
010105	腹部损伤	按致伤部位分类
010106	脊柱/脊髓损伤	按致伤部位分类
010107	四肢损伤	按致伤部位分类
010108	骨盆骨折	按致伤部位分类
010109	泌尿、生殖系统损伤	按致伤部位分类
010110	多发性创伤	按致伤部位分类

续表

代码	类型	说明
0102	**钝器伤**	**按致伤原因分类**
010201	颅脑损伤	按致伤部位分类
010202	颌面部损伤	按致伤部位分类
010203	颈部损伤	按致伤部位分类
010204	胸部损伤	按致伤部位分类
010205	腹部损伤	按致伤部位分类
010206	脊柱/脊髓损伤	按致伤部位分类
010207	四肢损伤	按致伤部位分类
010208	骨盆骨折	按致伤部位分类
010209	泌尿、生殖系统损伤	按致伤部位分类
010210	多发性创伤	按致伤部位分类
0103	**锐器伤**	**按致伤原因分类**
010301	颅脑损伤	按致伤部位分类
010302	颌面部损伤	按致伤部位分类
010303	颈部损伤	按致伤部位分类
010304	胸部损伤	按致伤部位分类
010305	腹部损伤	按致伤部位分类
010306	脊柱/脊髓损伤	按致伤部位分类
010307	四肢损伤	按致伤部位分类
010308	骨盆骨折	按致伤部位分类
010309	泌尿、生殖系统损伤	按致伤部位分类
010310	多发性创伤	按致伤部位分类
0104	**坠落伤**	**按致伤原因分类**
010401	颅脑损伤	按致伤部位分类
010402	颌面部损伤	按致伤部位分类
010403	颈部损伤	按致伤部位分类
010404	胸部损伤	按致伤部位分类
010405	腹部损伤	按致伤部位分类
010406	脊柱/脊髓损伤	按致伤部位分类
010407	四肢损伤	按致伤部位分类

代码	类型	说明
010408	骨盆骨折	按致伤部位分类
010409	泌尿、生殖系统损伤	按致伤部位分类
010410	多发性创伤	按致伤部位分类
0105	**爆炸伤**	**按致伤原因分类**
010501	颅脑损伤	按致伤部位分类
010502	颌面部损伤	按致伤部位分类
010503	颈部损伤	按致伤部位分类
010504	胸部损伤	按致伤部位分类
010505	腹部损伤	按致伤部位分类
010506	脊柱/脊髓损伤	按致伤部位分类
010507	四肢损伤	按致伤部位分类
010508	骨盆骨折	按致伤部位分类
010509	泌尿、生殖系统损伤	按致伤部位分类
010510	多发性创伤	按致伤部位分类
0106	**火器伤**	**按致伤原因分类**
010601	颅脑损伤	按致伤部位分类
010602	颌面部损伤	按致伤部位分类
010603	颈部损伤	按致伤部位分类
010604	胸部损伤	按致伤部位分类
010605	腹部损伤	按致伤部位分类
010606	脊柱/脊髓损伤	按致伤部位分类
010607	四肢损伤	按致伤部位分类
010608	骨盆骨折	按致伤部位分类
010609	泌尿、生殖系统损伤	按致伤部位分类
010610	多发性创伤	按致伤部位分类
0107	**烧烫伤**	**按致伤原因分类**
010701	颌面部损伤	按致伤部位分类
010702	颈部损伤	按致伤部位分类
010703	胸部损伤	按致伤部位分类

续表

代码	类型	说明
010704	腹部损伤	按致伤部位分类
010705	四肢损伤	按致伤部位分类
010706	泌尿、生殖系统损伤	按致伤部位分类
010707	多发性创伤	按致伤部位分类
0108	**挤压伤**	**按致伤原因分类**
010801	颅脑损伤	按致伤部位分类
010802	颌面部损伤	按致伤部位分类
010803	颈部损伤	按致伤部位分类
010804	胸部损伤	按致伤部位分类
010805	腹部损伤	按致伤部位分类
010806	脊柱/脊髓损伤	按致伤部位分类
010807	四肢损伤	按致伤部位分类
010808	骨盆骨折	按致伤部位分类
010809	泌尿、生殖系统损伤	按致伤部位分类
010810	多发性创伤	按致伤部位分类
0109	**撕脱伤**	**按致伤原因分类**
010901	头部损伤	按致伤部位分类
010902	颌面部损伤	按致伤部位分类
010903	颈部损伤	按致伤部位分类
010904	胸部损伤	按致伤部位分类
010905	腹部损伤	按致伤部位分类
010906	脊柱/脊髓损伤	按致伤部位分类
010907	四肢损伤	按致伤部位分类
010908	泌尿、生殖系统损伤	按致伤部位分类
010909	多发性创伤	按致伤部位分类
0110	**跌伤/扭伤**	**按致伤原因分类**
011001	颅脑损伤	按致伤部位分类
011002	颌面部损伤	按致伤部位分类
011003	颈部损伤	按致伤部位分类

代码	类型	说明
011004	胸部损伤	按致伤部位分类
011005	腹部损伤	按致伤部位分类
011006	脊柱/脊髓损伤	按致伤部位分类
011007	四肢损伤	按致伤部位分类
011008	骨盆骨折	按致伤部位分类
011009	泌尿、生殖系统损伤	按致伤部位分类
011010	多发性创伤	按致伤部位分类
0111	**冻伤**	**按致伤原因分类**
011101	颌面部损伤	按致伤部位分类
011102	颈部损伤	按致伤部位分类
011103	胸部损伤	按致伤部位分类
011104	腹部损伤	按致伤部位分类
011105	四肢损伤	按致伤部位分类
011106	泌尿、生殖系统损伤	按致伤部位分类
011107	多发性创伤	按致伤部位分类
0112	**窒息/悬吊**	**按致伤原因分类**
0113	**动物伤**	**按致伤原因分类**
011301	颅脑损伤	按致伤部位分类
011302	颌面部损伤	按致伤部位分类
011303	颈部损伤	按致伤部位分类
011304	胸部损伤	按致伤部位分类
011305	腹部损伤	按致伤部位分类
011306	脊柱/脊髓损伤	按致伤部位分类
011307	四肢损伤	按致伤部位分类
011308	骨盆骨折	按致伤部位分类
011309	泌尿、生殖系统损伤	按致伤部位分类
011310	多发性创伤	按致伤部位分类
0114	**性侵犯伤**	**按致伤原因分类**
011401	颅脑损伤	按致伤部位分类

续表

代码	类型	说明
011402	颌面部损伤	按致伤部位分类
011403	颈部损伤	按致伤部位分类
011404	胸部损伤	按致伤部位分类
011405	腹部损伤	按致伤部位分类
011406	脊柱/脊髓损伤	按致伤部位分类
011407	四肢损伤	按致伤部位分类
011408	骨盆骨折	按致伤部位分类
011409	泌尿、生殖系统损伤	按致伤部位分类
011410	多发性创伤	按致伤部位分类
0199	其他	
02	**循环系统急症**	
0201	急性冠脉综合征	
0202	急性心力衰竭	
0203	心律失常急症	
0204	高血压急症	
0205	急性心脏压塞	
0206	主动脉夹层	
0207	心搏骤停	
0299	其他	
03	**急性中毒/理化伤害**	
0301	药物中毒	
0302	农药中毒	
0303	有害气体中毒	
0304	化学品中毒	
0305	生物毒素中毒	
0306	急性酒精中毒	
0307	溺水	
0308	化学性烧伤(强酸、强碱)	
0309	电击伤	

代码	类型	说明
0310	放射病（电离辐射）	
0311	中暑	
0312	高原病/减压病	
0399	其他	
04	**呼吸系统急症**	
0401	支气管哮喘	
0402	肺部感染	
0403	呼吸衰竭	
0404	气胸	
0405	急性呼吸窘迫综合征	
0406	慢性阻塞性肺疾病急性发作	
0407	咯血待查	
0408	呼吸道异物	
0499	其他	
05	**妇产科急症**	
0501	临产/早产	
0502	异位妊娠	
0503	羊水栓塞	
0504	阴道出血待查	
0505	腹痛待查	
0506	痛经	
0507	产后出血	
0508	胎膜早破	
0509	妊娠期高血压	
0510	妊娠反应	
0599	其他	
06	**儿科急症**	
0601	高热惊厥	
0602	新生儿误吸综合征	

续表

代码	类型	说明
0603	小儿腹泻	
0699	其他	
07	**内分泌系统及代谢性急症**	
0701	糖尿病并发症	
0702	低血糖危象	
0703	甲状腺功能亢进危象	
0704	肾上腺皮质功能危象	
0705	垂体危象与垂体卒中	
0706	痛风	
0799	其他	
08	**泌尿、生殖系统急症**	
0801	急性肾功能衰竭	
0802	尿石症	
0803	泌尿、生殖系统感染	
0804	血尿待查	
0899	其他	
09	**神经系统急症**	
0901	脑卒中	
0902	癫痫	
0903	昏迷待查	
0904	眩晕综合征	
0905	重症肌无力	
0906	颅内感染	
0907	格林巴利综合征	
0999	其他	
10	**五官科急症**	
1001	急性会厌炎	
1002	鼻衄	
1003	急性喉头水肿	

续表

代码	类型	说明
1004	眼外伤	
1005	失明/失聪	
1006	五官异物	
1007	颞下颌关节急性脱位	
1099	其他	
11	**消化系统急症**	
1101	急腹症	
1102	消化道出血	
1103	急性肝衰竭	
1104	急性肠炎	
1199	其他	
12	**血液系统急症**	
1201	白血病并急性感染	
1202	急性重度贫血	
1203	出血待查	
1204	过敏性紫癜	
1299	其他	
13	**精神疾病**	
1301	抑郁症	
1302	强迫症	
1303	精神分裂症	
1304	神经官能症	
1305	惊恐障碍	
1306	精神异常待查	
13099	其他	
14	**传染性疾病**	
1401	流感	
1402	肺结核	
1403	艾滋病	

续表

代码	类型	说明
1404	严重急性呼吸综合征(非典型肺炎)	
1405	中东呼吸综合征	
1406	新型冠状病毒肺炎(COVID-19)	
1407	梅毒	
1408	新型传染病	
1499	其他	
15	**其他急症**	
1501	高热	
1502	全身衰竭	
1503	癌症晚期急性并发症	
1599	其他	

数据元说明

本数据元代码列表参考《院前医疗急救基本数据集(WS 542-2017)》中院前医疗急救初步诊断代码表。由于在该表创伤类急症大类中存在"按致伤原因分类"及"按致伤部位分类"两种方式并存的情况,所以在本数据元中该大类修正为三级目录。本数据元二级、三级目录用于完善补充 3.27 自诉诊断数据元。

4.11　急救措施

 急救措施——调度指挥基本信息数据元专用属性

 定义

急救措施是指对患者在调度过程中所采取的相应急救措施的代码。

国家标准数据元	是	相关拒绝(PN)	否
浙江标准数据元	是	可否无数值(NV)	是
是否为核心数据元	否	可否为空	是
使用方法	可选	重现	0;M
内部标识符	HDSB05.12.069		

属性

可否无数值(NV):不适用　　未记录　　未报告

约束

数据类型:字符串(String)　　最小长度:1　　最大长度:255

代码列表

代码	类型	说明
01	开放气道	
02	吸痰	
03	气管插管	
04	给氧	
05	复苏球囊辅助呼吸	
06	呼吸机辅助呼吸	
07	心脏复苏术	
08	心电监护	
09	电除颤	
10	同步电复律	
11	建立静脉通道	

续表

代码	类型	说明
12	肌注	
13	胸穿排气	
14	临时起搏	
15	止血	
16	包扎	
17	夹板或三角巾固定	
18	颈托固定	
19	脊柱板固定	
20	接生	
21	催吐	
99	其他	

4.12　病情变化

病情变化——调度指挥基本信息数据元专用属性

定义

病情变化是指病情变化的类别在特定编码体系中的代码。

国家标准数据元	是	相关拒绝(PN)	否
浙江标准数据元	是	可否无数值(NV)	是
是否为核心数据元	是	可否为空	是
使用方法	可选	重现	0:1
内部标识符	HDSB05.12.070		

属性

可否无数值(NV):不适用　　未记录　　未报告

约束

数据类型:字符串(String)　　最小长度:1　　最大长度:255

代码列表

代码	类型	说明
01	好转	
02	无变化	
03	现场死亡	
04	到达时已死亡	
05	途中死亡	
06	恶化	

4.13 分站名称

 分站名称——调度指挥基本信息数据元专用属性

 定义

分站名称是指推荐急救分站的组织机构名称。

国家标准数据元	是	相关拒绝(PN)	否
浙江标准数据元	是	可否无数值(NV)	否
是否为核心数据元	否	可否为空	否
使用方法	可选	重现	0:M
内部标识符	HDSB05.12.071		

 约束

数据类型:字符串(String)　　最小长度:1　　最大长度:255

 数据元说明

按各地院前急救机构实际情况设置分站名称。

4.14　出车单位

 出车单位——调度指挥基本信息数据元专用属性

 定义

出车单位是指出车机构的组织机构名称。

国家标准数据元	是	相关拒绝(PN)	否
浙江标准数据元	是	可否无数值(NV)	否
是否为核心数据元	否	可否为空	否
使用方法	可选	重现	0:M
内部标识符	HDSB05.12.072		

 约束

数据类型:字符串(String)　　最小长度:1　　最大长度:255

 数据元说明

按各地院前急救机构实际情况设置出车单位名称。

4.15 推荐医院

※推荐医院——调度指挥基本信息数据元专用属性

定义

推荐医院是指推荐送往医院的组织机构名称。

国家标准数据元	是	相关拒绝(PN)	否
浙江标准数据元	是	可否无数值(NV)	是
是否为核心数据元	否	可否为空	是
使用方法	可选	重现	0:M
内部标识符	HDSB05.12.073		

属性

可否无数值(NV):不适用   未记录   未报告

约束

数据类型:字符串(String)   最小长度:1   最大长度:255

4.16　推荐医院类型

 推荐医院类型——调度指挥基本信息数据元专用属性

定义

推荐医院类型是指推荐送往医院的类型。

国家标准数据元	否	相关拒绝（PN）	否
浙江标准数据元	是	可否无数值（NV）	否
是否为核心数据元	否	可否为空	否
使用方法	可选	重现	0:M
内部标识符	HDSB05.12.074		

 属性

可否无数值（NV）：不适用　　未记录　　未报告

约束

数据类型：字符串（String）　　最小长度：1　　最大长度：255

代码列表

代码	类型	说明
01	大型综合医院	
02	中医医院	
03	妇女儿童医院	
04	传染病医院	
05	精神病医院	
06	肿瘤医院	
07	眼耳鼻喉科医院	
08	骨科医院	
09	妇幼保健医院	
10	康复医院	
11	其他专科医院	
12	卫生院	
13	其他	

4.17 车辆编号

❉车辆编号——调度指挥基本信息数据元专用属性

 定义

车辆编号是指急救车辆编号。

国家标准数据元	是	相关拒绝(PN)	否
浙江标准数据元	是	可否无数值(NV)	否
是否为核心数据元	是	可否为空	否
使用方法	强制	重现	1:1
内部标识符	HDSB05.12.075		

 约束

数据类型:字符串(String)　最小长度:1　最大长度:25

4.18　车辆 ID

 车辆 ID——调度指挥基本信息数据元专用属性

 定义

车辆 ID 是指急救车辆在系统中的唯一身份识别编码。

国家标准数据元	否	相关拒绝(PN)	否
浙江标准数据元	是	可否无数值(NV)	否
是否为核心数据元	是	可否为空	否
使用方法	强制	重现	1:1
内部标识符	HDSB05.12.076		

约束

数据类型:字符串(String)　　最小长度:1　　最大长度:25

数据元说明

由于同个地区不同分中心的车辆编号有可能重复,所以用车辆 ID 加以区分。车辆 ID 建议为 6 位数字地址码(按《中华人民共和国国家标准中华人民共和国行政区划代码(GB/T 2260-2017)》的规定执行)加车辆编号(一般为 3 位数字码)。

4.19 车辆类型

※车辆类型——调度指挥基本信息数据元专用属性

 定义

车辆类型是指急救车辆类型代码。

国家标准数据元	是	相关拒绝(PN)	否
浙江标准数据元	是	可否无数值(NV)	是
是否为核心数据元	是	可否为空	是
使用方法	可选	重现	0:1
内部标识符	HDSB05.12.077		

 属性

可否无数值(NV)：不适用　　未记录　　未报告

 约束

数据类型：字符串(String)　　最小长度：1　　最大长度：128

 代码列表

代码	类型	说明
01	普通型	
02	抢救监护型	
03	防护监护型	
04	特殊用途型	指挥车、通讯车、物资保障车等
99	其他未知型	

 数据元说明

由于车辆在基本信息录入时已完成类型代码选择，所以在调度指挥过程中不需要重新选择，可自动生成。

4.20　车辆状态代码

车辆状态代码——调度指挥基本信息数据元专用属性

定义

车辆状态代码是指急救车辆当前状态代码。

国家标准数据元	是	相关拒绝(PN)	否
浙江标准数据元	是	可否无数值(NV)	是
是否为核心数据元	是	可否为空	是
使用方法	可选	重现	0:M
内部标识符	HDSB05.12.078		

属性

可否无数值(NV):不适用　　未记录　　未报告

约束

数据类型:字符串(String)　　最小长度:1　　最大长度:128

代码列表

代码	类型	说明
01	站内待命	
02	收到指令	
03	驶向现场	
04	到达现场	
05	患者上车	
06	驶向目的地	目的地一般是医院,也可能是患者家
07	送达医院(到达目的地)	由于有护送回家等任务,所以建议增加括号备注"到达目的地"
08	途中待命	
09	站内待命	
10	暂停调用	
11	未值班	
99	其他	

4.21 车辆值班等级

※车辆值班等级——调度指挥基本信息数据元专用属性

定义

车辆值班等级是指急救车辆当前状态的代码。

国家标准数据元	否	相关拒绝(PN)	否
浙江标准数据元	是	可否无数值(NV)	是
是否为核心数据元	是	可否为空	是
使用方法	可选	重现	0:M
内部标识符	HDSB05.12.079		

属性

可否无数值(NV):不适用　　未记录　　未报告

约束

数据类型:字符串(String)　　最小长度:1　　最大长度:128

代码列表

代码	类型	说明
01	一线值班	当日一线值班车辆
02	二线值班	当日备用班车辆
03	三线值班	当日行政值班车辆
04	未值班	

4.22 车辆所属单位

 车辆所属单位——调度指挥基本信息数据元专用属性

 定义

车辆所属单位是指急救车辆所属单位的组织机构名称。

国家标准数据元	是	相关拒绝(PN)	否
浙江标准数据元	是	可否无数值(NV)	是
是否为核心数据元	是	可否为空	是
使用方法	可选	重现	0:M
内部标识符	HDSB05.12.080		

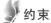 **属性**

可否无数值(NV):不适用　　未记录　　未报告

 约束

数据类型:字符串(String)　　最小长度:1　　最大长度:128

 数据元说明

急救车辆实际产权所属单位的组织机构名称,与急救车辆实际所在单位有所不同。在指挥型及依托型急救机构中,两者区别较为明显。

4.23 车辆所在单位

 车辆所在单位——调度指挥基本信息数据元专用属性

 定义

车辆所在单位是指急救车辆实际值班所在地的组织机构名称。

国家标准数据元	否	相关拒绝(PN)	否
浙江标准数据元	是	可否无数值(NV)	是
是否为核心数据元	是	可否为空	是
使用方法	可选	重现	0:M
内部标识符	HDSB05.12.081		

 属性

可否无数值(NV):不适用　　未记录　　未报告

 约束

数据类型:字符串(String)　　最小长度:1　　最大长度:128

 数据元说明

急救车辆实际值班所在地的组织机构名称,与急救车辆实际所属单位有所不同。在指挥型及依托型急救机构中,两者区别较为明显。

4.24　车牌照(车牌号码)

车牌照(车牌号码)——调度指挥基本信息数据元专用属性

定义

车牌照(车牌号码)是指急救车辆的车牌号码。

国家标准数据元	是	相关拒绝(PN)	否
浙江标准数据元	是	可否无数值(NV)	否
是否为核心数据元	是	可否为空	否
使用方法	可选	重现	0:1
内部标识符	HDSB05.12.082		

约束

数据类型:字符串(String)　　最小长度:1　　最大长度:128

4.25 出车位置

❋ 出车位置——调度指挥基本信息数据元专用属性

 定义

出车位置是指对急救车辆出车位置经纬度的详细描述。

国家标准数据元	是	相关拒绝(PN)	否
浙江标准数据元	是	可否无数值(NV)	否
是否为核心数据元	是	可否为空	否
使用方法	推荐	重现	0:1
内部标识符	HDSB05.12.083		

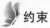 **约束**

样式:(\+|—)?(90(\.[0]{1,6})?|([1-8][0-9]|[0-9])(\.[0-9]{1,6})?),(\+|—)?(180(\.[0]{1,6})?|(1[0-7][0-9]|[1-9][0-9]|[0-9])(\.[0-9]{1,6})?)

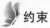 **数据元说明**

出车位置经纬度样式包含如下格式的经度和纬度。

经度最小值为—90,最大值为+90,最多包含6位小数。

纬度最小值为—180,最大值为+180,最多包含6位小数。

4.26　车载联系电话

车载联系电话——调度指挥基本信息数据元专用属性

定义

车载联系电话是指急救车辆车载电话号码。

国家标准数据元	是	相关拒绝(PN)	否
浙江标准数据元	是	可否无数值(NV)	否
是否为核心数据元	是	可否为空	否
使用方法	可选	重现	0:M
内部标识符	HDSB05.12.084		

属性

数据类型:字符串(String)　最小长度:0　　最大长度:255
电话号码类型:传真　　家庭电话　　手机　　工作电话

约束

样式:
手机号码——[1-9][0-9][0-9][0-9][0-9][0-9][0-9][0-9][0-9][0-9] [0-9]

数据元说明

急救车辆车载联系电话号码一般为手机号码,号码长度为 11 位数。

4.27 急救人员个人联系电话

❋急救人员个人联系电话——调度指挥基本信息数据元专用属性

定义

急救人员个人联系电话号码是指急救人员个人电话的联系号码。

国家标准数据元	否	相关拒绝(PN)	否
浙江标准数据元	是	可否无数值(NV)	否
是否为核心数据元	是	可否为空	否
使用方法	可选	重现	0:M
内部标识符	HDSB05.12.085		

 属性

电话号码类型:传真　　家庭电话　　手机　　工作电话

 约束

数据类型:字符串(String)　　最小长度:0　　最大长度:255
样式:
手机号码——[1-9][0-9][0-9][0-9][0-9][0-9][0-9][0-9][0-9][0-9] [0-9]

数据元说明

该出车单元中的急救人员个人联系电话号码一般为普通手机号码(11 位数),用于任务相关短信的发送(与车载终端信息互为备份)以及在急救现场的联系。

4.28　车载调度信息终端编号

　车载调度信息终端编号——调度指挥基本信息数据元专用属性

 定义

车载调度信息终端编号是指车载调度信息终端设备的唯一编号。

国家标准数据元	是	相关拒绝(PN)	否
浙江标准数据元	是	可否无数值(NV)	否
是否为核心数据元	是	可否为空	否
使用方法	推荐	重现	0:1
内部标识符	HDSB05.12.086		

 约束

数据类型:字符串(String)　最小长度:1　最大长度:255

 数据元说明

车载调度信息终端的编号一般在急救车辆编号的基础上生成,也可以直接用单位内部的固定资产编号。

4.29　出诊医生

　出诊医生——调度指挥基本信息数据元专用属性

　定义

出诊医生是指出诊医生在公安管理部门正式登记注册的姓氏和名称。

国家标准数据元	是	相关拒绝(PN)	否
浙江标准数据元	是	可否无数值(NV)	是
是否为核心数据元	是	可否为空	是
使用方法	必需	重现	1:M
内部标识符	HDSB05.12.087		

　属性

可否无数值(NV):不适用　　未记录

　约束

数据类型:字符串(String)　　最小长度:1　　最大长度:255

　数据元说明

在执行跨区域转运、下送等非院前急救任务时,有可能出现没有出诊医生的情况。

4.30 出诊医生编号

✲出诊医生编号——调度指挥基本信息数据元专用属性

 定义

出诊医生编号是指出诊医生在特定编码体系中的唯一编号。

国家标准数据元	是	相关拒绝（PN）	否
浙江标准数据元	是	可否无数值（NV）	是
是否为核心数据元	是	可否为空	是
使用方法	必需	重现	1:M
内部标识符	HDSB05.12.088		

 属性

可否无数值（NV）:不适用　　未记录

 约束

数据类型:字符串（String）　　最小长度:1　　最大长度:25

 数据元说明

一般情况下,出诊医生编号是指该医生在急救中心的工号。在执行跨区域转运、下送等非院前急救任务时,有可能出现没有出诊医生的情况。

4.31 出诊护士

 出诊护士——调度指挥基本信息数据元专用属性

 定义

出诊护士是指出诊护士在公安管理部门正式登记注册的姓氏和名称。

国家标准数据元	是	相关拒绝(PN)	否
浙江标准数据元	是	可否无数值(NV)	是
是否为核心数据元	否	可否为空	是
使用方法	必需	重现	1:M
内部标识符	HDSB05.12.089		

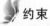 **属性**

可否无数值(NV):不适用   未记录

 约束

数据类型:字符串(String)   最小长度:1   最大长度:25

 数据元说明

目前有相当部分急救机构没有配备护士。即使配备护士,在某些任务中也无护士参与。

4.32　出诊护士编号

 出诊护士编号——调度指挥基本信息数据元专用属性

 定义

出诊护士编号是指出诊护士在特定编码体系中的唯一编号。

国家标准数据元	是	相关拒绝(PN)	否
浙江标准数据元	是	可否无数值(NV)	是
是否为核心数据元	否	可否为空	是
使用方法	必需	重现	1:M
内部标识符	HDSB05.12.090		

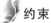 **属性**

可否无数值(NV):不适用　　未记录

 约束

数据类型:字符串(String)　　最小长度:1　　最大长度:25

 数据元说明

一般情况下,出诊护士编号是指该护士在急救中心的工号。目前,有相当部分急救机构没有配备护士。即使配备护士,在某些任务中也无护士参与。

4.33 出诊担架员

出诊担架员——调度指挥基本信息数据元专用属性

定义

出诊担架员是指出诊担架员在公安管理部门正式登记注册的姓氏和名称。

国家标准数据元	是	相关拒绝(PN)	否
浙江标准数据元	是	可否无数值(NV)	是
是否为核心数据元	否	可否为空	是
使用方法	必需	重现	1:M
内部标识符	HDSB05.12.091		

属性

可否无数值(NV):不适用　未记录

约束

数据类型:字符串(String)　最小长度:1　最大长度:25

数据元说明

目前,有部分急救机构没有配备担架员。即使配备担架员,在某些任务中也无担架员参与。

4.34   出诊担架员编号

※出诊担架员编号——调度指挥基本信息数据元专用属性

定义

出诊担架员编号是指出诊担架员在特定编码体系中的唯一编号。

国家标准数据元	是	相关拒绝(PN)	否
浙江标准数据元	是	可否无数值(NV)	是
是否为核心数据元	否	可否为空	是
使用方法	必需	重现	1:M
内部标识符	HDSB05.12.092		

属性

可否无数值(NV):不适用   未记录

约束

数据类型:字符串(String)   最小长度:1   最大长度:25

数据元说明

一般情况下,出诊担架员编号是指该担架员在急救中心的工号。目前,有部分急救机构没有配备担架员。即使配备担架员,在某些任务中也无担架员参与。

4.35 出诊急救员

 出诊急救员——调度指挥基本信息数据元专用属性

定义

出诊急救员是指出诊急救员在公安管理部门正式登记注册的姓氏和名称。

国家标准数据元	否	相关拒绝(PN)	否
浙江标准数据元	是	可否无数值(NV)	是
是否为核心数据元	否	可否为空	是
使用方法	必需	重现	1:M
内部标识符	HDSB05.12.093		

 属性

可否无数值(NV):不适用　　未记录

 约束

数据类型:字符串(String)　　最小长度:1　　最大长度:25

 数据元说明

目前,大部分急救机构没有配备急救员。即使配备急救员,在某些任务中也无急救员参与。

4.36　出诊急救员编号

出诊急救员编号——调度指挥基本信息数据元专用属性

定义

出诊急救员编号是指出诊担架员在特定编码体系中的唯一编号。

国家标准数据元	否	相关拒绝（PN）	否
浙江标准数据元	是	可否无数值（NV）	是
是否为核心数据元	否	可否为空	是
使用方法	必需	重现	1:M
内部标识符	HDSB05.12.094		

属性

可否无数值（NV）：不适用　　未记录

约束

数据类型：字符串（String）　　最小长度：1　　最大长度：25

数据元说明

一般情况下，出诊急救员编号是指该急救员在急救中心的工号。目前，大部分急救机构没有配备急救员。即使配备急救员，在某些任务中也无急救员参与。

4.37 出诊驾驶员

 出诊驾驶员——调度指挥基本信息数据元专用属性

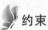 **定义**

出诊驾驶员是指出诊驾驶员在公安管理部门正式登记注册的姓氏和名称。

国家标准数据元	否	相关拒绝(PN)	否
浙江标准数据元	是	可否无数值(NV)	否
是否为核心数据元	是	可否为空	否
使用方法	强制	重现	1:M
内部标识符	HDSB05.12.095		

 约束

数据类型:字符串(String)　最小长度:1　最大长度:25

 数据元说明

没有驾驶员是无法执行出诊任务的。即使在非院前急救任务中,可以没有出诊医生,但也不可以没有驾驶员,因此本数据元不可为无数值。

4.38　出诊驾驶员编号

 出诊驾驶员编号——调度指挥基本信息数据元专用属性

 定义

出诊驾驶员编号是指出诊驾驶员在特定编码体系中的唯一编号。

国家标准数据元	否	相关拒绝（PN）	否
浙江标准数据元	是	可否无数值（NV）	否
是否为核心数据元	是	可否为空	否
使用方法	强制	重现	1:M
内部标识符	HDSB05.12.096		

 约束

数据类型:字符串（String）　　最小长度:1　　最大长度:25

 数据元说明

一般情况下,出诊驾驶员编号是指该驾驶员在急救中心的工号。

4.39 出诊志愿者

出诊志愿者——调度指挥基本信息数据元专用属性

 定义

出诊志愿者是指出诊志愿者在公安管理部门正式登记注册的姓氏和名称。

国家标准数据元	否	相关拒绝(PN)	否
浙江标准数据元	是	可否无数值(NV)	是
是否为核心数据元	否	可否为空	是
使用方法	必需	重现	1:M
内部标识符	HDSB05.12.097		

 属性

可否无数值(NV):不适用　　未记录

 约束

数据类型:字符串(String)　　最小长度:1　　最大长度:25

 数据元说明

目前,大部分急救机构没有系统培训志愿者。即使有足够数量的志愿者,在急救任务中也不一定有志愿者参与。

4.40　出诊志愿者编号

出诊志愿者编号——调度指挥基本信息数据元专用属性

定义

出诊志愿者编号是指出诊志愿者在特定编码体系中的唯一编号。

国家标准数据元	否	相关拒绝（PN）	否
浙江标准数据元	是	可否无数值（NV）	是
是否为核心数据元	否	可否为空	是
使用方法	必需	重现	1:M
内部标识符	HDSB05.12.098		

属性

可否无数值（NV）：不适用　　未记录

约束

数据类型：字符串（String）　　最小长度：1　　最大长度：25

数据元说明

一般情况下，出诊志愿者编号是指该志愿者在急救中心经过系统性培训后获得的证书编号。但是，目前大部分急救机构没有系统培训志愿者。即使有足够数量的志愿者，在急救任务中也不一定有志愿者参与。

4.41 中心值班员

※中心值班员——呼叫受理基本信息数据元专用属性

 定义

中心值班员是指中心值班员在公安管理部门正式登记注册的姓氏和名称。

国家标准数据元	是	相关拒绝(PN)	否
浙江标准数据元	是	可否无数值(NV)	是
是否为核心数据元	是	可否为空	是
使用方法	推荐	重现	0:M
内部标识符	HDSB05.12.099		

 属性

可否无数值(NV):不适用   未记录   未报告

 约束

数据类型:字符串(String)   最小长度:1   最大长度:255

数据元说明

部分急救中心没有24小时行政总值班制度,因此该数据元可以为空。

4.42   分站值班员

※分站值班员——呼叫受理基本信息数据元专用属性

定义

分站值班员是指分站值班员在公安管理部门正式登记注册的姓氏和名称。

国家标准数据元	是	相关拒绝(PN)	否
浙江标准数据元	是	可否无数值(NV)	是
是否为核心数据元	是	可否为空	是
使用方法	推荐	重现	0;M
内部标识符	HDSB05.12.100		

属性

可否无数值(NV):不适用   未记录   未报告

约束

数据类型:字符串(String)   最小长度:1   最大长度:255

数据元说明

部分分站没有 24 小时行政总值班制度,因此该数据元可以为空。

4.43 调度时间(派车时间)

※调度时间(派车时间)——呼叫受理基本信息数据元专用属性

 定义

调度时间(派车时间)是对调度员向值班急救单元发出调度指令(派车指令)的公元纪年日期和时间的完整描述。

国家标准数据元	是	相关拒绝(PN)	否
浙江标准数据元	是	可否无数值(NV)	否
是否为核心数据元	是	可否为空	否
使用方法	强制	重现	1:1
内部标识符	HDSB05.12.101		

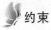 **约束**

数据类型:日期时间(Date Time,DT)

最小包含值(Min Inclusive):1950-01-01T00:00:00-00:00

最大包含值(Max Inclusive):2050-01-01T00:00:00-00:00

样式:[0-9]{4}-[0-9]{2}-[0-9]{2}T[0-9]{2}:[0-9]{2}:[0-9]{2}(\.\d+)?
(\+|一)[0-9]{2}:[0-9]{2}

 数据元说明

日期时间由如下格式的有限长度字符串组成:yyyy '_' mm '_' dd 'T' hh ':' mm ':' ss ('.' s+)? (zzzzzz)

格式	说明
yyyy	用一个四位数表示年
'_'	位于日期中不同部分的分隔符
mm	用一个两位数表示月
dd	用一个两位数表示日
T	日期和时间的分隔符
hh	用一个两位数表示小时
':'	小时、分、秒之间的分隔符
mm	用一个两位数表示分钟
ss	用一个两位数表示秒
'.' s+	(非必需)代表秒的小数部分
zzzzzz	(非必需)代表时区

4.44 调度完成时间

 调度完成时间——调度指挥基本信息数据元专用属性

定义

调度完成时间是对调度员完成派车、结束本次调度的公元纪年日期和时间的完整描述。

国家标准数据元	是	相关拒绝(PN)	否
浙江标准数据元	是	可否无数值(NV)	否
是否为核心数据元	是	可否为空	否
使用方法	强制	重现	1:1
内部标识符	HDSB05.12.102		

约束

数据类型:日期时间(Date Time,DT)

最小包含值(Min Inclusive):1950-01-01T00:00:00-00:00

最大包含值(Max Inclusive):2050-01-01T00:00:00-00:00

样式:[0-9]{4}-[0-9]{2}-[0-9]{2}T[0-9]{2}:[0-9]{2}:[0-9]{2}(\.\d+)?(\+|-)[0-9]{2}:[0-9]{2}

 数据元说明

日期时间由如下格式的有限长度字符串组成:yyyy '_' mm '_' dd 'T' hh ':' mm ':' ss ('.' s+)? (zzzzzz)

格式	说明
yyyy	用一个四位数表示年
'_'	位于日期中不同部分的分隔符
mm	用一个两位数表示月
dd	用一个两位数表示日
T	日期和时间的分隔符
hh	用一个两位数表示小时
':'	小时、分、秒之间的分隔符
mm	用一个两位数表示分钟
ss	用一个两位数表示秒
'.' s+	(非必需)代表秒的小数部分
zzzzzz	(非必需)代表时区

4.45 收到指令时间

 收到指令时间——呼叫受理基本信息数据元专用属性

 定义

收到指令时间是对收到派车指令的公元纪年日期和时间的完整描述。

国家标准数据元	是	相关拒绝(PN)	否
浙江标准数据元	是	可否无数值(NV)	否
是否为核心数据元	是	可否为空	否
使用方法	强制	重现	1:1
内部标识符	HDSB05.12.103		

 约束

数据类型:日期时间(Date Time,DT)

最小包含值(Min Inclusive):1950-01-01T00:00:00-00:00

最大包含值(Max Inclusive):2050-01-01T00:00:00-00:00

样式:[0-9]{4}-[0-9]{2}-[0-9]{2}T[0-9]{2}:[0-9]{2}:[0-9]{2}(\.\d+)?(\+|−)[0-9]{2}:[0-9]{2}

 数据元说明

日期时间由如下格式的有限长度字符串组成:yyyy '_' mm '_' dd 'T' hh ':' mm ':' ss ('.' s+)? (zzzzzz)

格式	说明
yyyy	用一个四位数表示年
'_'	位于日期中不同部分的分隔符
mm	用一个两位数表示月
dd	用一个两位数表示日
T	日期和时间的分隔符
hh	用一个两位数表示小时
':'	小时、分、秒之间的分隔符
mm	用一个两位数表示分钟
ss	用一个两位数表示秒
'.' s+	(非必需)代表秒的小数部分
zzzzzz	(非必需)代表时区

4.46　反馈时间

❋反馈时间——呼叫受理基本信息数据元专用属性

 定义

反馈时间是对调度任务形成反馈响应的公元纪年日期和时间的完整描述。

国家标准数据元	是	相关拒绝(PN)	否
浙江标准数据元	是	可否无数值(NV)	否
是否为核心数据元	是	可否为空	否
使用方法	强制	重现	1:1
内部标识符	HDSB05.12.104		

 约束

数据类型：日期时间(Date Time,DT)

最小包含值(Min Inclusive)：1950-01-01T00:00:00-00:00

最大包含值(Max Inclusive)：2050-01-01T00:00:00-00:00

样式：[0-9]{4}-[0-9]{2}-[0-9]{2}T[0-9]{2}:[0-9]{2}:[0-9]{2}(\.\d+)?(\+|−)[0-9]{2}:[0-9]{2}

数据元说明

日期时间由如下格式的有限长度字符串组成：yyyy '_' mm '_' dd 'T' hh ':' mm ':' ss ('.' s+)? (zzzzzz)

格式	说明
yyyy	用一个四位数表示年
'_'	位于日期中不同部分的分隔符
mm	用一个两位数表示月
dd	用一个两位数表示日
T	日期和时间的分隔符
hh	用一个两位数表示小时
':'	小时、分、秒之间的分隔符
mm	用一个两位数表示分钟
ss	用一个两位数表示秒
'.' s+	(非必需)代表秒的小数部分
zzzzzz	(非必需)代表时区

4.47 出车时间

 出车时间——呼叫受理基本信息数据元专用属性

定义

出车时间是对车辆车轮开始转动驶向现场的公元纪年日期和时间的完整描述。

国家标准数据元	是	相关拒绝(PN)	否
浙江标准数据元	是	可否无数值(NV)	是
是否为核心数据元	是	可否为空	是
使用方法	必需	重现	1:1
内部标识符	HDSB05.12.105		

 属性

可否无数值(NV)：不适用　未记录

 约束

数据类型：日期时间(Date Time,DT)

最小包含值(Min Inclusive)：1950-01-01T00:00:00-00:00

最大包含值(Max Inclusive)：2050-01-01T00:00:00-00:00

样式：[0-9]{4}-[0-9]{2}-[0-9]{2}T[0-9]{2}:[0-9]{2}:[0-9]{2}(\.\d+)?(\+|－)[0-9]{2}:[0-9]{2}

 数据元说明

在站内退车(出车指令已下达并已收到反馈,但车辆还未出动,报警人又致电不要救护车)等情况下,该数据元有可能为无数值。

日期时间由如下格式的有限长度字符串组成：yyyy '_' mm '_' dd 'T' hh ':' mm ':' ss ('.' s+)? (zzzzzz)

格式	说明
yyyy	用一个四位数表示年
'_'	位于日期中不同部分的分隔符
mm	用一个两位数表示月

续表

格式	说明
dd	用一个两位数表示日
T	日期和时间的分隔符
hh	用一个两位数表示小时
':'	小时、分、秒之间的分隔符
mm	用一个两位数表示分钟
ss	用一个两位数表示秒
'.' s+	(非必需)代表秒的小数部分
zzzzzz	(非必需)代表时区

4.48 到达时间

※到达时间——呼叫受理基本信息数据元专用属性

定义

到达时间是对车辆到达现场，车轮停止转动的公元纪年日期和时间的完整描述。

国家标准数据元	是	相关拒绝（PN）	否
浙江标准数据元	是	可否无数值（NV）	是
是否为核心数据元	是	可否为空	是
使用方法	必需	重现	1:1
内部标识符	HDSB05.12.106		

属性

可否无数值（NV）：不适用　未记录

约束

数据类型：日期时间（Date Time，DT）

最小包含值（Min Inclusive）：1950-01-01T00:00:00-00:00

最大包含值（Max Inclusive）：2050-01-01T00:00:00-00:00

样式：[0-9]{4}-[0-9]{2}-[0-9]{2}T[0-9]{2}:[0-9]{2}:[0-9]{2}(\.\d+)?(\+|−)[0-9]{2}:[0-9]{2}

数据元说明

在站内退车（出车指令已下达并已收到反馈，但车辆还未出动，报警人又致电不要救护车）、途中退车（在车辆驶往现场途中，报警人又致电不要救护车）等情况下，该数据元有可能为无数值。

日期时间由如下格式的有限长度字符串组成：yyyy '_' mm '_' dd 'T' hh ':' mm ':' ss ('.' s+)? (zzzzzz)

格式	说明
yyyy	用一个四位数表示年
'_'	位于日期中不同部分的分隔符

续表

格式	说明
mm	用一个两位数表示月
dd	用一个两位数表示日
T	日期和时间的分隔符
hh	用一个两位数表示小时
':'	小时、分、秒之间的分隔符
mm	用一个两位数表示分钟
ss	用一个两位数表示秒
'.' s+	(非必需)代表秒的小数部分
zzzzzz	(非必需)代表时区

4.49 上车时间

※ 上车时间——呼叫受理基本信息数据元专用属性

 定义

上车时间是对患者上车后，车轮开始转动驶离现场的公元纪年日期和时间的完整描述。

国家标准数据元	是	相关拒绝（PN）	否
浙江标准数据元	是	可否无数值（NV）	是
是否为核心数据元	是	可否为空	是
使用方法	必需	重现	1:1
内部标识符	HDSB05.12.107		

 属性

可否无数值（NV）：不适用　未记录

 约束

数据类型：日期时间（Date Time，DT）
最小包含值（Min Inclusive）：1950-01-01T00:00:00-00:00
最大包含值（Max Inclusive）：2050-01-01T00:00:00-00:00
样式：[0-9]{4}-[0-9]{2}-[0-9]{2}T[0-9]{2}:[0-9]{2}:[0-9]{2}(\.\d+)?(\+|－)[0-9]{2}:[0-9]{2}

数据元说明

在站内退车（出车指令已下达并已收到反馈，但车辆还未出动，报警人又致电不要救护车）、途中退车（在车辆驶往现场途中，报警人又致电不要救护车）、现场退车（在事发现场，患者拒绝上车）、车到人走等情况下，该数据元有可能为无数值。

日期时间由如下格式的有限长度字符串组成：yyyy '_' mm '_' dd 'T' hh ':' mm ':' ss ('.' s＋)? (zzzzzz)

格式	说明
yyyy	用一个四位数表示年
'_'	位于日期中不同部分的分隔符

续表

格式	说明
mm	用一个两位数表示月
dd	用一个两位数表示日
T	日期和时间的分隔符
hh	用一个两位数表示小时
':'	小时、分、秒之间的分隔符
mm	用一个两位数表示分钟
ss	用一个两位数表示秒
'.' s+	(非必需)代表秒的小数部分
zzzzzz	(非必需)代表时区

4.50 送达时间

 送达时间——呼叫受理基本信息数据元专用属性

 定义

送达时间是对到达患者接收区域(医院、患者家或其他目的地),车轮停止转动的公元纪年日期和和时间的完整描述。

国家标准数据元	是	相关拒绝(PN)	否
浙江标准数据元	是	可否无数值(NV)	是
是否为核心数据元	是	可否为空	是
使用方法	强制	重现	1:1
内部标识符	HDSB05.12.108		

 属性

可否无数值(NV):不适用   未记录

 约束

数据类型:日期时间(Date Time,DT)
最小包含值(Min Inclusive):1950-01-01T00:00:00-00:00
最大包含值(Max Inclusive):2050-01-01T00:00:00-00:00
样式:[0-9]{4}-[0-9]{2}-[0-9]{2}T[0-9]{2}:[0-9]{2}:[0-9]{2}(\.\d+)?(\+|-)[0-9]{2}:[0-9]{2}

 数据元说明

在站内退车(出车指令已下达并已收到反馈,但车辆还未出动,报警人又致电不要救护车)、途中退车(在车辆驶往现场途中,报警人又致电不要救护车)、现场退车(在事发现场,患者拒绝上车)、车到人走等情况下,该数据元有可能为无数值。

日期时间由如下格式的有限长度字符串组成:yyyy '_' mm '_' dd 'T' hh ':' mm ':' ss ('.' s+)? (zzzzzz)

格式	说明
yyyy	用一个四位数表示年
'-'	位于日期中不同部分的分隔符
mm	用一个两位数表示月
dd	用一个两位数表示日
T	日期和时间的分隔符
hh	用一个两位数表示小时
':'	小时、分、秒之间的分隔符
mm	用一个两位数表示分钟
ss	用一个两位数表示秒
'.' s+	(非必需)代表秒的小数部分
zzzzzz	(非必需)代表时区

4.51 任务完成时间

 任务完成时间——呼叫受理基本信息数据元专用属性

 定义

任务完成时间是指对与目的地机构(医院、患者家等)人员完成交接,车轮开始转动驶离任务目的地的公元纪年日期和时间的完整描述。

国家标准数据元	是	相关拒绝(PN)	否
浙江标准数据元	是	可否无数值(NV)	是
是否为核心数据元	是	可否为空	是
使用方法	必需	重现	1:1
内部标识符	HDSB05.12.109		

 属性

可否无数值(NV):不适用　未记录

 约束

数据类型:日期时间(Date Time,DT)

最小包含值(Min Inclusive):1950-01-01T00:00:00-00:00

最大包含值(Max Inclusive):2100-01-01T00:00:00-00:00

样式:[0-9]{4}-[0-9]{2}-[0-9]{2}T[0-9]{2}:[0-9]{2}:[0-9]{2}(\.\d+)?(\+|-)[0-9]{2}:[0-9]{2}

 数据元说明

在任务取消等情况下,该数据元有可能为无数值。

日期时间由如下格式的有限长度字符串组成:yyyy '_' mm '_' dd 'T' hh ':' mm ':' ss ('.' s+)? (zzzzzz)

格式	说明
yyyy	用一个四位数表示年
'_'	位于日期中不同部分的分隔符
mm	用一个两位数表示月
dd	用一个两位数表示日

格式	说明
T	日期和时间的分隔符
hh	用一个两位数表示小时
':'	小时、分、秒之间的分隔符
mm	用一个两位数表示分钟
ss	用一个两位数表示秒
'.' s+	(非必需)代表秒的小数部分
zzzzzz	(非必需)代表时区

4.52 返站时间

 返站时间——呼叫受理基本信息数据元专用属性

 定义

返站时间是对车辆返回站点的公元纪年日期和时间的完整描述。

国家标准数据元	是	相关拒绝(PN)	否
浙江标准数据元	是	可否无数值(NV)	是
是否为核心数据元	是	可否为空	是
使用方法	必需	重现	1:1
内部标识符	HDSB05.12.110		

 属性

可否无数值(NV):不适用　未记录

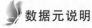 **约束**

数据类型:日期时间(Date Time,DT)

最小包含值(Min Inclusive):1950-01-01T00:00:00-00:00

最大包含值(Max Inclusive):2050-01-01T00:00:00-00:00

样式:[0-9]{4}-[0-9]{2}-[0-9]{2}T[0-9]{2}:[0-9]{2}:[0-9]{2}(\.\d+)?(\+|-)[0-9]{2}:[0-9]{2}

数据元说明

在站内退车(出车指令已下达并已收到反馈,但车辆还未出动,报警人又致电不要救护车)等情况下,该数据元有可能为无数值。

日期时间由如下格式的有限长度字符串组成:yyyy '_' mm '_' dd 'T' hh ':' mm ':' ss ('.' s+)? (zzzzzz)

格式	说明
yyyy	用一个四位数表示年
'_'	位于日期中不同部分的分隔符
mm	用一个两位数表示月
dd	用一个两位数表示日

格式	说明
T	日期和时间的分隔符
hh	用一个两位数表示小时
':'	小时、分、秒之间的分隔符
mm	用一个两位数表示分钟
ss	用一个两位数表示秒
'.' s＋	(非必需)代表秒的小数部分
zzzzzz	(非必需)代表时区

4.53 油 耗

❋油耗——调度指挥基本信息数据元专用属性

定义

油耗是指某段时间内对同一辆车的燃油消耗量的统计值,计量单位为升(L)。

国家标准数据元	否	相关拒绝(PN)	否
浙江标准数据元	是	可否无数值(NV)	是
是否为核心数据元	否	可否为空	是
使用方法	可选	重现	0:1
内部标识符	HDSB05.12.111		

属性

可否无数值(NV):不适用   未记录   未报告

约束

数据类型:小数(Decimal)   总位数(Total Digits):7   小数位数(Fraction Digits):1

4.54　行驶里程

 行驶里程——调度指挥基本信息数据元专用属性

 定义

行驶里程是指每次出车行驶的里程总数量,计量单位为千米(km)。

国家标准数据元	否	相关拒绝(PN)	否
浙江标准数据元	是	可否无数值(NV)	是
是否为核心数据元	是	可否为空	是
使用方法	可选	重现	0:1
内部标识符	HDSB05.12.112		

 属性

可否无数值(NV):不适用　　未记录　　未报告

 约束

数据类型:小数(Decimal)　　总位数(Total Digits):7　　小数位数(Fraction Digits):1

 数据元说明

每次出车行驶的里程总数量,包含出车地点到事发地点,事发地点到医院(或其他目的地),医院(或其他目的地)到下次出车地点的三段里程数,计量单位为千米(km)。

4.55 急救里程

 急救里程——调度指挥基本信息数据元专用属性

 定义

急救里程是指每次出车至现场后再到医院(或其他目的地)的行驶里程数量,计量单位为千米(km)。

国家标准数据元	否	相关拒绝(PN)	否
浙江标准数据元	是	可否无数值(NV)	是
是否为核心数据元	是	可否为空	是
使用方法	可选	重现	0:1
内部标识符	HDSB05.12.113		

 属性

可否无数值(NV):不适用　　未记录　　未报告

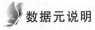 **约束**

数据类型:小数(Decimal)　　总位数(Total Digits):7　　小数位数(Fraction Digits):1

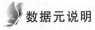 **数据元说明**

每次出车至现场后再到医院(或其他目的地)的行驶里程数量(三段里程),计量单位为千米(km)。

4.56　接车地点

❋接车地点——调度指挥基本信息数据元专用属性

 定义

接车地点是指接患者上车所在地点的详细地址。

国家标准数据元	是	相关拒绝(PN)	否
浙江标准数据元	是	可否无数值(NV)	是
是否为核心数据元	是	可否为空	是
使用方法	强制	重现	1:1
内部标识符	HDSB05.12.114		

 属性

可否无数值(NV):不适用　　未记录　　未报告

 约束

数据类型:字符串(String)　　最小长度:0　　最大长度:255

❋ 数据元说明

接患者上车所在地点的详细地址。考虑到一个小区仅有一个门牌号,或地点在高速公路、普通道路路口等地,建议接车地点数据元对小区或大厦的名称、楼幢、单元、楼层、房号或者道路路口、高速公路位置编号等地点信息进行详细描述。当出现车到人走、无人接应等情况时,本数据元为该任务出车急救单元反馈"车到人走"或"无人接应"时所处的地址。

4.57 接诊医院

接诊医院——调度指挥基本信息数据元专用属性

 定义

接诊医院是指接诊医院的组织机构名称。

国家标准数据元	是	相关拒绝(PN)	否
浙江标准数据元	是	可否无数值(NV)	是
是否为核心数据元	否	可否为空	是
使用方法	可选	重现	0:M
内部标识符	HDSB05.12.115		

 属性

可否无数值(NV):不适用　未记录　未报告

约束

数据类型:字符串(String)　最小长度:1　最大长度:255

数据元说明

当目的地不是医院时(跨区域转运、下送回家、送往机场等情况均可能出现),该数据元值为空。

4.58　接诊医院类型

 接诊医院类型——调度指挥基本信息数据元专用属性

 定义

接诊医院类型是指送往医院的专科类型。

国家标准数据元	否	相关拒绝(PN)	否
浙江标准数据元	是	可否无数值(NV)	否
是否为核心数据元	是	可否为空	否
使用方法	可选	重现	0:M
内部标识符	HDSB05.12.116		

 约束

数据类型:字符串(String)　最小长度:1　最大长度:255

 代码列表

代码	类型	说明
01	大型综合医院	
02	中医医院	
03	妇女儿童医院	
04	传染病医院	
05	精神病医院	
06	肿瘤医院	
07	眼耳鼻喉科医院	
08	骨科医院	
09	妇幼保健医院	
10	康复医院	
11	其他专科医院	
12	卫生院	
13	其他	

4.59 派车情况

 派车情况——调度指挥基本信息数据元专用属性

定义

派车情况是指派车情况的类型代码。

国家标准数据元	否	相关拒绝(PN)	否
浙江标准数据元	是	可否无数值(NV)	否
是否为核心数据元	是	可否为空	否
使用方法	可选	重现	0:M
内部标识符	HDSB05.12.117		

约束

数据类型:字符串(String)　　最小长度:1　　最大长度:255

代码列表

代码	类型	说明
01	派车	正常派车
02	派车取消	派车后取消(包含站内取消和途中取消)
03	待派车	暂时无车可派,任务挂起等待派车
04	改派	派车后改派其他车辆
05	增派	同一任务派车后发现急救力量不够,另派急救单元增援
06	回车	无车可派,回绝报警人出车请求

4.60　改派原因

※改派原因——调度指挥基本信息数据元专用属性

 定义

改派原因是指急救任务改派原因说明。

国家标准数据元	否	相关拒绝(PN)	否
浙江标准数据元	是	可否无数值(NV)	是
是否为核心数据元	是	可否为空	是
使用方法	可选	重现	0:1
内部标识符	HDSB05.12.118		

 属性

可否无数值(NV):不适用　　未记录　　未报告

 约束

数据类型:字符串(String)　　最小长度:1　　最大长度:255

代码列表

代码	类型	说明
01	误派	错误派车
02	动态优选	有更合适的车可派(参考因素:距离、车型、路况等)
03	不服从调派	急救单元主观不愿意出车(根据浙江省质控考核要求)
04	拒绝出车	详见调度指挥基本信息数据元专用属性中 4.70 拒绝出车原因数据元定义
05	特殊情况	详见调度指挥基本信息数据元专用属性中 4.62 特殊情况数据元定义
99	其他	

4.61 派车原则

 派车原则——调度指挥基本信息数据元专用属性

 定义

派车原则是指派车原则的代码。

国家标准数据元	否	相关拒绝（PN）	否
浙江标准数据元	是	可否无数值（NV）	否
是否为核心数据元	是	可否为空	否
使用方法	可选	重现	0:1
内部标识符	HDSB05.12.119		

 约束

数据类型：字符串（String）　　最小长度：1　　最大长度：255

 代码列表

代码	类型	说明
01	就近派车	距离最近待命的救护车（主要为途中待命）
02	就归属派车	所属区域急救分站（急救点）的救护车
03	就能力派车	负压监护型救护车、婴儿转运救护车等
04	就患者意愿	
05	其他派车	大型保障等重大事件派车

4.62　特殊情况

 特殊情况——调度指挥基本信息数据元专用属性

 定义

特殊情况是指对除患者被接到医院(目的地)外的所有特殊情况的描述。

国家标准数据元	否	相关拒绝(PN)	否
浙江标准数据元	是	可否无数值(NV)	否
是否为核心数据元	是	可否为空	否
使用方法	可选	重现	0:M
内部标识符	HDSB05.12.120		

 约束

数据类型:字符串(String)　　最小长度:1　　最大长度:255

 代码列表

代码	类型	说明
200	**特殊情况**	
201	就地处置	在现场处理但拒绝或无须送院
202	他车接走	急救病患被其他车辆送走
203	车到人走	急救病患离开现场
204	无人接应	急救车到达现场后无法联系到病患
205	死亡不送	急救车到达现场,病患已死亡(到现场后应该是就地处置过的,使用心电图等确认死亡)
206	派车后急救病患退车	派车后急救病患退车(途中退车,现场退车。途中退车建议通过指挥调度系统,或者医驾人员与病患联系时有录音)
207	假警	
208	交通事故	救护车发生交通事故,该车辆任务终止
209	车辆故障	救护车发生故障,该车辆任务终止
210	交通堵塞	交通堵塞,该车辆任务终止

4.63　院前急救设备名称

院前急救设备名称——调度指挥基本信息数据元专用属性

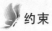定义

院前急救设备名称是指院前急救车辆上设备的名称。

国家标准数据元	否	相关拒绝(PN)	否
浙江标准数据元	是	可否无数值(NV)	否
是否为核心数据元	否	可否为空	否
使用方法	可选	重现	0:M
内部标识符	HDSB05.12.121		

约束

数据类型:字符串(String)　最小长度:1　最大长度:255

4.64   院前急救设备代码

 院前急救设备代码——调度指挥基本信息数据元专用属性

定义

院前急救设备代码是指院前急救设备在特定编码体系中的代码。

国家标准数据元	否	相关拒绝（PN）	否
浙江标准数据元	是	可否无数值（NV）	否
是否为核心数据元	是	可否为空	否
使用方法	可选	重现	0：M
内部标识符	HDSB05.12.122		

约束

数据类型：字符串（String）   最小长度：1   最大长度：255

 代码列表

代码	类型	说明
01	**患者搬运装备**	
0101	上车担架	
0102	铲式担架	
0103	真空固定床垫	
0104	楼梯担架	
0105	被褥或床垫	
0106	头部固定器/全身脊椎板＋安全带	
0107	软担架	
0108	呼吸道传染病转运系统	
02	**固定设备**	
0201	牵引装置	
0202	骨折固定装置	
0203	颈椎固定装置	
0204	颈套环装置	

续表

代码	类型	说明
0205	扩展高位脊柱固定	
0206	解救设备或短脊柱板	
03	**供氧/呼吸设备**	
0301	固定氧气,最少 2 个 10L,最大流速至少 15L/min 的流量计/流量表和调节阀	
0302	便携式氧气,最少 2L,最大流速至少 15L/min 的流量计/流量表和调节阀	
0303	适合各年龄组的带面罩复苏器和口咽通气道	
0304	带有氧气接口的口对口人工呼吸面罩	
0305	非手动便携式吸引器,最小容量 1L(交直流两用)	
0306	手动或脚踏式吸引器	
04	**诊断设备**	
0401	手动血压计	袖带大小 10～66cm
0402	血氧饱和度仪	
0403	听诊器	
0404	体温计	
0405	手电和照明设备	
0406	快速血糖测定仪	
0407	心电图机	
0408	呼末二氧化碳检测仪	
05	**循环设备**	
0501	输液	
0502	注射器和输液器(套)	
0503	可将溶液加温至 37℃±2℃ 的固定式输液系统	
0504	输液支架	
0505	加压输液装置	
0506	输液泵	

代码	类型	说明
06	**抢救生命设备**	
0601	除颤仪	
0602	心电监护仪（带存储和打印）	
0603	体外心脏起搏器	
0604	便携式气道管理系统	便携式气道管理系统物品主要包括手动人工呼吸器、口咽气道或鼻咽气道、吸引器、吸引导管
0605	便携式高级复苏系统	便携式高级复苏系统物品主要包括输液器、插管设备、听诊器、给药装置。其中，输液器包括相配的静脉留置插管、输注液体、胶带固定材料；插管设备包括喉镜、气道异物钳、插管引导丝、气管内导管、充气管夹、充气注射器、导管固定材料
0606	喷雾装置	
0607	胸腔引流装置	
0608	定量输液注射泵	
0609	心包穿刺装置	
0610	中心静脉导管	
0611	便携式呼吸机	
0612	车载冷藏设施	
0613	（手动或自动）胸外按压泵	

4.65　院前急救物资名称

院前急救物资名称——调度指挥基本信息数据元专用属性

定义

院前急救物资名称是指院前急救车辆上备用物资的名称。

国家标准数据元	否	相关拒绝(PN)	否
浙江标准数据元	是	可否无数值(NV)	否
是否为核心数据元	是	可否为空	否
使用方法	可选	重现	0:M
内部标识符	HDSB05.12.123		

约束

数据类型:字符串(String)　　最小长度:1　　最大长度:255

4.66　院前急救物资代码

　院前急救物资代码——调度指挥基本信息数据元专用属性

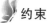 定义

院前急救物资代码是指院前急救物资在特定编码体系中的代码。

国家标准数据元	否	相关拒绝(PN)	否
浙江标准数据元	是	可否无数值(NV)	否
是否为核心数据元	是	可否为空	否
使用方法	可选	重现	0:M
内部标识符	HDSB05.12.124		

 约束

数据类型:字符串(String)　　最小长度:1　　最大长度:255

代码列表

代码	类型	说明
07	**绷带包扎和护理设备**	
0701	床具	
0702	毯子	
0703	伤口处理材料	
0704	烧伤和腐蚀物处理材料	
0705	再植器官容器	能保持内部温度在 4℃±2℃至少 2h
0706	呕吐袋	
0707	便盆	
0708	非玻璃尿瓶	
0709	尖形医疗用品容器	Sharps 容器
0710	带有附件的胃管	
0711	无菌外科手套	双
0712	一次性非无菌性手套	
0713	紧急施救工具箱	

续表

代码	类型	说明
08	**个人防护物资**	
0801	基本防护服	带明显反光线条的上装
0802	高级防护服	
0803	安全防护手套	双
0804	安全鞋	双
0805	安全防护头盔	带防护面罩
0806	防护眼罩	
09	**救援和防护材料**	
0901	清洁和消毒材料	
0902	简单急救工具套装	
0903	座椅安全带切割器	
0904	警示三角板或灯	
0905	照明灯	
0906	灭火器	
0907	正压式防毒面具	
0908	光营救工具	
0909	过滤式防毒面具	

4.67　院前急救药品名称

 院前急救药品名称——调度指挥基本信息数据元专用属性

 定义

院前急救药品名称是指院前急救车辆上常用药物的通用名称。

国家标准数据元	否	相关拒绝(PN)	否
浙江标准数据元	是	可否无数值(NV)	否
是否为核心数据元	是	可否为空	否
使用方法	可选	重现	0:M
内部标识符	HDSB05.12.125		

约束

数据类型:字符串(String)　　最小长度:1　　最大长度:255

219

4.68 院前急救药品代码

 院前急救药品代码——调度指挥基本信息数据元专用属性

 定义

院前急救药品代码是指院前急救车辆上常用药品在特定编码体系中的代码。

国家标准数据元	否	相关拒绝(PN)	否
浙江标准数据元	是	可否无数值(NV)	否
是否为核心数据元	是	可否为空	否
使用方法	可选	重现	0:M
内部标识符	HDSB05.12.126		

 约束

数据类型:字符串(String)　　最小长度:1　　最大长度:255

代码列表

代码	类型	说明(规格)
01	盐酸肾上腺素注射液	1mL:1mg
02	硫酸阿托品注射液	1mL:0.5mg
03	盐酸异丙肾上腺素注射液	2mL:1mg
04	尼可刹米注射液	1.5mL:0.3075g
05	盐酸洛贝林注射液	1mL:3mg
06	盐酸多巴胺注射液	2mL:20mg
07	重酒石酸间羟胺注射液	1mL:10mg 间羟胺(相当于重酒石酸间羟胺 19mg)
08	去乙酰毛花苷注射液	2mL:0.4mg
09	硝酸甘油注射液	1mL:5mg
10	盐酸维拉帕米注射液	2mL:5mg
11	盐酸胺碘酮注射液	3mL:150mg
12	盐酸利多卡因注射液	10mL:0.2g

续表

代码	类型	说明（规格）
13	盐酸乌拉地尔注射液	5mL：25mg
14	地西泮注射液	2mL：10mg
15	苯巴比妥钠注射液	1mL：0.1g
16	氨茶碱注射液	2mL：0.25g
17	呋塞米注射液	2mL：20mg
18	盐酸纳洛酮注射液	1mL：400μg
19	复方氨林巴比妥注射液	2mL
20	硫酸罗通定注射液	2mL：60mg
21	地塞米松磷酸钠注射液	1mL：5mg
22	盐酸氯丙嗪注射液	2mL：50mg
23	盐酸异丙嗪注射液	2mL：50mg
24	血凝酶注射剂	1000U
25	碘解磷定注射液	20mL：0.5g
26	盐酸消旋山莨菪碱注射液	1mL：10mg
27	盐酸甲氧氯普胺注射液	1mL：10mg
28	葡萄糖酸钙注射液	10mL：1g
29	50％葡萄糖注射液	20mL：10g
30	硫酸镁注射液	10mL：2.5g
31	赖氨匹林注射剂	0.9g
32	硫酸沙丁胺醇气雾剂	20mg（100μg/揿，200 揿/瓶）
33	氯化钠注射液	250mL
34	5％葡萄糖注射液	250mL
35	氯化钠注射液	500mL
36	5％葡萄糖注射液	500mL
307	甘露醇注射液	250mL
38	复方氯化钠注射液	500mL
309	碳酸氢钠注射液	250mL
40	硝酸甘油片	0.5mg
41	硝苯地平片	10mg

续表

代码	类型	说明（规格）
42	去痛片（索米痛）	0.307mg
43	阿司匹林肠溶片	0.1g
44	普萘洛尔片	10mg
45	沙丁胺醇片	2.4mg
46	10％葡萄糖注射液（直立）	250mL
47	10％葡萄糖注射液（直立）	500mL
99	其他	

4.69　受理备注

 受理备注——调度指挥基本信息数据元专用属性

 定义

受理备注是指调度指挥过程中需要提醒医驾人员的注意事项等（如现场特殊情况、患者特殊情况、道路特殊情况等）。

国家标准数据元	否	相关拒绝(PN)	否
浙江标准数据元	是	可否无数值(NV)	是
是否为核心数据元	是	可否为空	是
使用方法	推荐	重现	0:1
内部标识符	HDSB05.12.127		

 属性

可否无数值(NV):不适用　　未记录　　未报告

 约束

数据类型:字符串(String)　　最小长度:1　　最大长度:255

4.70 拒绝出车原因

❋拒绝出车原因——调度指挥基本信息数据元专用属性

 定义

拒绝出车原因是对被派车急救单元拒绝出车原因的描述。

国家标准数据元	否	相关拒绝(PN)	否
浙江标准数据元	是	可否无数值(NV)	否
是否为核心数据元	是	可否为空	否
使用方法	可选	重现	0:M
内部标识符	HDSB05.12.128		

 约束

数据类型:字符串(String)　　最小长度:2　　最大长度:255

代码列表

代码	类型	说明
01	车辆故障	收到调度命令,在还未出车的情况下发现车辆故障,无法出车
02	道路堵塞	在值班待命地堵塞
03	另有任务	
04	站内换车	
99	其他	

4.71 出车转运类型代码

 出车转运类型代码——调度指挥基本信息数据元专用属性

 定义

出车转运类型代码是指各类出车转运任务在特定编码体系中的代码。

国家标准数据元	否	相关拒绝(PN)	否
浙江标准数据元	是	可否无数值(NV)	否
是否为核心数据元	是	可否为空	否
使用方法	可选	重现	0:M
内部标识符	HDSB05.12.129		

 约束

数据类型:字符串(String)   最小长度:2   最大长度:255

 代码列表

代码	类型	说明
01	**急救转运**	**按行政区划**
01.01	跨区急救转运	跨区域长途急救转运
01.02	区内急救转运	
01.99	其他	
02	**非急救转运**	
02.01	跨区非急救转运	跨区域长途非急救转运
02.02	区内非急救转运	
02.03	回送	下送回家等
02.99	其他	

4.72 急救 APP 终端注册号

 急救 APP 终端注册号——调度指挥基本信息数据元专用属性

定义

急救 APP 终端注册号是指急救 APP 终端在系统中的唯一注册号。

国家标准数据元	是	相关拒绝(PN)	否
浙江标准数据元	是	可否无数值(NV)	否
是否为核心数据元	否	可否为空	否
使用方法	推荐	重现	0:1
内部标识符	HDSB05.12.130		

 约束

数据类型:字符串(String)　　最小长度:1　　最大长度:255

 数据元说明

急救 APP 终端注册号是在该信息系统中的唯一注册号,用于区分客户端使用人及相关信息。

第 5 章

突发事件基本信息数据元专用属性

5.1　流水号

※ **流水号——突发事件基本信息数据元专用属性**

 定义

流水号是指院前医疗急救信息系统内的唯一编号。

国家标准数据元	是	相关拒绝(PN)	否
浙江标准数据元	是	可否无数值(NV)	否
是否为核心数据元	是	可否为空	否
使用方法	强制	重现	1:1
内部标识符	HDSB05.12.131		

 约束

数据类型:字符串(String)　　最小长度:24　　最大长度:24

 数据元说明

根据浙急指〔2018〕12 号文件,浙江省院前医疗急救调度流水号由 24 位数字组成。排列顺序由左到右依次:6 位数字地址码,14 位数字日期时间码(年月日时分秒),2 位数字调度席位码及 2 位数字患者编号码。调度流水号依次连接,不留空格,其表现形式如下。

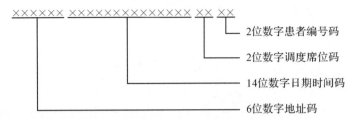

　　地址码——表示调度事件所在县(市、区)的行政区划代码,按《中华人民共和国国家标准中华人民共和国行政区划代码(GB/T 2260-2017)》的规定执行。

　　日期时间码——表示调度事件发生的年月日时分秒,按《中华人民共和国国家标准数据元和交换格式信息交换(GB/T 7408-2005)》的规定执行。

　　调度席位码——表示调度事件发生地调度指挥中心负责本次事件调度指挥的席位编号。

　　患者编号码——表示调度事件中患者的编号。

5.2　事件类型

 事件类型——突发事件基本信息数据元专用属性

 定义

事件类型指突发事件的类型代码。

国家标准数据元	否	相关拒绝(PN)	否
浙江标准数据元	是	可否无数值(NV)	是
是否为核心数据元	是	可否为空	是
使用方法	选择	重现	0:1
内部标识符	HDSB05.12.132		

 属性

可否无数值(NV):不适用　未记录　未报告

 约束

数据类型:字符串(String)　最小长度:1　最大长度:255

 代码列表

代码	类型	说明
01	**自然灾害**	
01.01	水旱灾害	
01.02	气象灾害	
01.03	地震灾害	
01.04	地质灾害	
01.05	海洋灾害事件	
01.06	生物灾害事件	
01.07	森林草原火灾	
01.99	其他	
02	**事故灾害**	
02.01	煤矿事故	

续表

代码	类型	说明
02.02	金属与非金属矿山事故	
02.03	建筑业事故	
02.04	危险化学品事故	
02.05	火灾事故	
02.06	道路交通事故	
02.07	水上交通事故	
02.08	铁路交通事故	
02.09	城市轨道交通事故	
02.10	民用航空器事故	
02.11	特种设备事故	
02.12	基础设施和公用设施事故	
02.13	环境污染和生态破坏事件	
02.14	农业机械事故	
02.15	踩踏事件	
02.16	核与辐射事故	
02.17	能源供应中断事故	
02.99	其他	
03	**突发社会安全事件**	
03.01	群体性事件	
03.02	刑事案件	
03.03	金融突发事件	
03.04	影响市场稳定的突发事件	
03.05	民族和宗教事件	
03.06	恐怖袭击事件	
03.07	涉外事件	
03.08	信息安全事件	
03.99	其他	
04	**突发公共卫生事件**	
04.01	传染病事件	

代码	类型	说明
04.02	食品药品安全事件	
04.03	群体性中毒、感染事件	
04.04	病原微生物、菌毒株事件	
04.05	动物疫情事件	
04.06	群体性不明原因疾病	
04.07	其他	
05	**其他**	

5.3 事件等级

 事件等级——突发事件基本信息数据元专用属性

定义

事件等级是指突发事件的等级代码。

国家标准数据元	否	相关拒绝(PN)	否
浙江标准数据元	是	可否无数值(NV)	是
是否为核心数据元	是	可否为空	是
使用方法	选择	重现	0:1
内部标识符	HDSB05.12.133		

属性

可否无数值(NV):不适用   未记录   未报告

 约束

数据类型:字符串(String)   最小长度:1   最大长度:255

 代码列表

代码	类型	说明
01	Ⅰ级(特大突发事件)	(1)一次事件伤亡100人(含)以上,且危重人员多的突发事件。 (2)跨省、市的有特别严重人员伤亡的突发事件。 (3)国务院及其有关部门确定的需要开展医疗卫生救援工作的突发事件
02	Ⅱ级(重大突发事件)	(1)一次事件伤亡50人(含)以上,99人(含)以下,其中,死亡和危重病例超过5例(含)的突发事件。 (2)跨区的有严重人员伤亡的突发事件。 (3)市人民政府及其有关部门确定的需要开展医疗卫生救援工作的突发事件
03	Ⅲ级(较大突发事件)	(1)一次事件伤亡30人(含)以上,49人(含)以下,其中,死亡和危重病例超过3例(含)的突发事件。 (2)市(区)级人民政府及其有关部门确定的需要开展医疗卫生救援工作的突发事件

代码	类型	说明
04	Ⅳ级（一般突发事件）	(1)一次事件伤亡 10 人(含)以上，29 人(含)以下，其中，死亡和危重病例超过 1 例(含)的突发事件。 (2)区级人民政府及其有关部门确定的需要开展医疗卫生救援工作的突发事件

5.4 事件时间

❋ 事件时间——突发事件基本信息数据元专用属性

 定义

事件时间是对突发事件发生的公元纪年日期和时间的完整描述。

国家标准数据元	否	相关拒绝(PN)	否
浙江标准数据元	是	可否无数值(NV)	否
是否为核心数据元	是	可否为空	否
使用方法	选择	重现	0:1
内部标识符	HDSB05.12.134		

 约束

数据类型:日期时间(Date Time,DT)

最小包含值(Min Inclusive):1950-01-01T00:00:00-00:00

最大包含值(Max Inclusive):2100-01-01T00:00:00-00:00

样式:[0-9]{4}-[0-9]{2}-[0-9]{2}T[0-9]{2}:[0-9]{2}:[0-9]{2}(\.\d+)?(\+|—)[0-9]{2}:[0-9]{2}

 数据元说明

日期时间由如下格式的有限长度字符串组成:yyyy '_' mm '_' dd 'T' hh ':' mm ':' ss ('.' s+)? (zzzzzz)

格式	说明
yyyy	用一个四位数表示年
'_'	位于日期中不同部分的分隔符
mm	用一个两位数表示月
dd	用一个两位数表示日
T	日期和时间的分隔符
hh	用一个两位数表示小时
':'	小时、分、秒之间的分隔符
mm	用一个两位数表示分钟
ss	用一个两位数表示秒
'.' s+	(非必需)代表秒的小数部分
zzzzzz	(非必需)代表时区

5.5　出事地点代码

※出事地点代码——突发事件基本信息数据元专用属性

定义

出事地点代码是指突发事件发生的所在地点。

国家标准数据元	否	相关拒绝(PN)	否
浙江标准数据元	是	可否无数值(NV)	否
是否为核心数据元	是	可否为空	否
使用方法	选择	重现	0:1
内部标识符	HDSB05.12.135		

约束

数据类型:字符串(String)　　最小长度:1　　最大长度:255

代码列表

代码	类型	说明
01	家中	出事地点的场所为住宅及相关的建筑(参考《中华人民共和国医药卫生行业规范卫生信息数据元值域代码(WS 364.6-2011)》"第六部分:主诉与症状"中表5"伤害发生地点代码表")
02	公共居住场所	出事地点在宿舍、疗养院、养老院、孤儿院、监狱、教养院等公共居住设施内(参考《中华人民共和国医药卫生行业规范卫生信息数据元值域代码(WS 364.6-2011)》"第六部分:主诉与症状"中表5"伤害发生地点代码表")
03	学校与公共场所	出事地点在幼儿园、小学、初中、高中、大学等教育机构内(包括教育机构内的运动场所),及会议厅、教堂、电影院、俱乐部、舞厅、医院、图书馆、公共娱乐场所、法院等公共场所(参考《中华人民共和国医药卫生行业规范卫生信息数据元值域代码(WS 364.6-2011)》"第六部分:主诉与症状"中表5"伤害发生地点代码表")
04	体育和运动场所	出事地点在各种球场、体育馆、公共游泳池等运动场所,不包括私人住宅或花园中的游泳池或球场(参考《中华人民共和国医药卫生行业规范卫生信息数据元值域代码(WS 364.6-2011)》"第六部分:主诉与症状"中表5"伤害发生地点代码表")

续表

代码	类型	说明
05	公路/街道	出事地点为高速公路、国道、市内大小街道、乡村公路、人行道、自行车道等地方（参考《中华人民共和国医药卫生行业规范卫生信息数据元值域代码（WS 364.6-2011)》"第六部分：主诉与症状"中表5"伤害发生地点代码表"）
06	贸易和服务场所	出事地点在机场、车站、银行、旅馆、饭店、商场、店铺、商业性车库、办公建筑物等（参考《中华人民共和国医药卫生行业规范卫生信息数据元值域代码（WS 364.6-2011)》"第六部分：主诉与症状"中表5"伤害发生地点代码表"）
07	工业和建筑场	出事地点在工厂、矿场、车间、建筑工地等（参考《中华人民共和国医药卫生行业规范卫生信息数据元值域代码（WS 364.6-2011)》"第六部分：主诉与症状"中表5"伤害发生地点代码表"）
08	农场/农田	出事地点在农场、农田、田野、耕地等区域,不包括农场中的住宅场所（参考《中华人民共和国医药卫生行业规范卫生信息数据元值域代码（WS 364.6-2011)》"第六部分：主诉与症状"中表5"伤害发生地点代码表"）
09	不清楚	指报警者不能准确描述出事地点或者不愿意说明出事地点（参考《中华人民共和国医药卫生行业规范卫生信息数据元值域代码（WS 364.6-2011)》"第六部分：主诉与症状"中表5"伤害发生地点代码表"）
99	其他	出事地点未能归入上述分类。如海滨、宿营地、湖泊、山、池塘、河流、动物园等(参考《中华人民共和国医药卫生行业规范卫生信息数据元值域代码（WS 364.6-2011)》"第六部分：主诉与症状"中表5"伤害发生地点代码表"）

5.6 事件名称

 事件名称——突发事件基本信息数据元专用属性

定义

事件名称是指发生的突发事件的名称。

国家标准数据元	否	相关拒绝(PN)	否
浙江标准数据元	是	可否无数值(NV)	否
是否为核心数据元	是	可否为空	否
使用方法	选择	重现	0:1
内部标识符	HDSB05.12.136		

约束

数据类型:字符串(String)　最小长度:1　最大长度:255

5.7　出车单位

出车单位——突发事件基本信息数据元专用属性

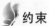**定义**

出车单位是指出车单位的组织机构名称。

国家标准数据元	否	相关拒绝(PN)	否
浙江标准数据元	是	可否无数值(NV)	否
是否为核心数据元	是	可否为空	否
使用方法	选择	重现	0:1
内部标识符	HDSB05.12.137		

约束

数据类型:字符串(String)　　最小长度:1　　最大长度:255

数据元说明

按各地院前急救机构实际情况设置出车单位名称。

5.8　出车数量

※出车数量——突发事件基本信息数据元专用属性

 定义

出车数量是指出车单位派出的车辆总数。

国家标准数据元	否	相关拒绝（PN）	否
浙江标准数据元	是	可否无数值（NV）	否
是否为核心数据元	是	可否为空	否
使用方法	选择	重现	0；1
内部标识符	HDSB05.12.138		

 约束

数据类型：字符串（String）　　最小长度：1　　最大长度：255

 数据元说明

在突发事件情况下，出车单位派出的车辆总数。

5.9 车辆类型

❋车辆类型——突发事件基本信息数据元专用属性

 定义

车辆类型是指急救车辆类型代码。

国家标准数据元	否	相关拒绝(PN)	否
浙江标准数据元	是	可否无数值(NV)	否
是否为核心数据元	是	可否为空	否
使用方法	选择	重现	0:1
内部标识符	HDSB05.12.139		

 约束

数据类型:字符串(String)   最小长度:1   最大长度:255

代码列表

代码	类型	说明
01	普通型	
02	抢救监护型	
03	防护监护型	
04	特殊用途型	指挥车、通讯车、物资保障车等
99	其他未知型	

5.10 车牌照(车牌号码)

※车牌照(车牌号码)——突发事件基本信息数据元专用属性

定义

车牌照(车牌号码)是指急救车辆的车牌号码。

国家标准数据元	是	相关拒绝(PN)	否
浙江标准数据元	是	可否无数值(NV)	否
是否为核心数据元	是	可否为空	否
使用方法	可选	重现	0:1
内部标识符	HDSB05.12.140		

约束

数据类型:字符串(String)　　最小长度:1　　最大长度:128

5.11 接诊医院

接诊医院——突发事件基本信息数据元专用属性

 定义

接诊医院是指接诊医院的组织机构名称。

国家标准数据元	是	相关拒绝(PN)	否
浙江标准数据元	是	可否无数值(NV)	否
是否为核心数据元	否	可否为空	否
使用方法	强制	重现	0:M
内部标识符	HDSB05.12.141		

约束

数据类型:字符串(String)　　最小长度:1　　最大长度:255

 数据元说明

由于在突发事件情况下,伤病患转送的目的地均为医院,不会出现跨区域转运、下送回家等情况,所以该数据元值不为空。

5.12　接诊医院类型

　接诊医院类型——突发事件基本信息数据元专用属性

 定义

接诊医院类型是指送往医院的专科类型。

国家标准数据元	否	相关拒绝（PN）	否
浙江标准数据元	是	可否无数值（NV）	否
是否为核心数据元	否	可否为空	否
使用方法	强制	重现	1：M
内部标识符	HDSB05.12.142		

 约束

数据类型：字符串（String）　　最小长度：1　　最大长度：255

 代码列表

代码	类型	说明
01	大型综合医院	
02	中医医院	
03	妇女儿童医院	
04	传染病医院	
05	精神病医院	
06	肿瘤医院	
07	眼耳鼻喉科医院	
08	骨科医院	
09	妇幼保健医院	
10	康复医院	
11	其他专科医院	
12	卫生院	
13	其他	

 数据元说明

由于在突发事件的情况下，伤病患转送的目的地均为医院，不会出现跨区域转运、下送回家等情况，所以该数据元值不为空。

5.13 救治情况

※救治情况——突发事件基本信息数据元专用属性

 定义

救治情况是指对伤者救治情况的相关描述。

国家标准数据元	是	相关拒绝(PN)	否
浙江标准数据元	是	可否无数值(NV)	是
是否为核心数据元	否	可否为空	是
使用方法	推荐	重现	0:M
内部标识符	HDSB05.12.143		

属性

可否无数值(NV):不适用   未记录   未报告

约束

数据类型:字符串(String)   最小长度:1   最大长度:255

代码列表

代码	类型	说明
01	有效	
02	稳定	
03	无变化	
04	加重	
05	拒绝救治	
06	放弃救治	
07	现场死亡	
08	途中死亡	

数据元说明

在突发事件的情况下,抢救时间较为紧张,救治情况可以为空。

5.14　送院标志

❋送院标志——突发事件基本信息数据元专用属性

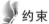 **定义**

送院标志是标志伤者是否需要送院。

国家标准数据元	是	相关拒绝(PN)	否
浙江标准数据元	是	可否无数值(NV)	否
是否为核心数据元	是	可否为空	否
使用方法	强制	重现	1:1
内部标识符	HDSB05.12.144		

 约束

数据类型:字符串(String)　　最小长度:1　　最大长度:255

数据元描述

在突发事件的情况下,伤者是否送院为强制填写。

245

5.15 送院人员数量

  送院人员数量——突发事件基本信息数据元专用属性

 定义

送院人员数量是指发生送院的患者人数。

国家标准数据元	是	相关拒绝(PN)	否
浙江标准数据元	是	可否无数值(NV)	否
是否为核心数据元	是	可否为空	否
使用方法	强制	重现	1:M
内部标识符	HDSB05.12.145		

 约束

数据类型:字符串(String)　　最小长度:1　　最大长度:255

数据元描述

在突发事件的情况下,送院人员数量为强制填写,按实际情况发展可以更新送院人员数量。

5.16　转运标志

 转运标志——突发事件基本信息数据元专用属性

 定义

转运标志是标志伤者是否需要院际转运。

国家标准数据元	是	相关拒绝(PN)	否
浙江标准数据元	是	可否无数值(NV)	否
是否为核心数据元	是	可否为空	否
使用方法	强制	重现	1:1
内部标识符	HDSB05.12.146		

 约束

数据类型:字符串(String)　　最小长度:1　　最大长度:255

 数据元说明

在突发事件的情况下,转运标志为强制填写。

5.17 转运人员数量

转运人员数量——突发事件基本信息数据元专用属性

 定义

转运人员数量是指发生转运的患者人数。

国家标准数据元	是	相关拒绝(PN)	否
浙江标准数据元	是	可否无数值(NV)	否
是否为核心数据元	是	可否为空	否
使用方法	强制	重现	1:1
内部标识符	HDSB05.12.147		

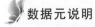 **约束**

数据类型:字符串(String)　　最小长度:1　　最大长度:255

 数据元说明

在突发事件的情况下,转运人员数量为强制填写,并且可以按实际情况发展更新转运人员数量。

5.18　转运情况说明

❋**转运情况说明——突发事件基本信息数据元专用属性**

 定义

转运情况说明是对伤者院际转运情况的追加描述。

国家标准数据元	是	相关拒绝(PN)	否
浙江标准数据元	是	可否无数值(NV)	否
是否为核心数据元	是	可否为空	否
使用方法	推荐	重现	0:1
内部标识符	HDSB05.12.148		

 约束

数据类型:字符串(String)　　最小长度:1　　最大长度:255

5.19 轻伤人数

 轻伤人数——突发事件基本信息数据元专用属性

 定义

轻伤人数是指事故中轻度伤害的人数。

国家标准数据元	是	相关拒绝(PN)	否
浙江标准数据元	是	可否无数值(NV)	否
是否为核心数据元	是	可否为空	否
使用方法	强制	重现	1:M
内部标识符	HDSB05.12.149		

 约束

数据类型:整数型(Integer)　　最小长度:1　　最大长度:1000

数据元说明

在突发事件的情况下,轻伤人数为强制填写,并且可以按实际情况发展更新轻伤人数。若没有轻伤人员,则人数填"0",不可无数值或为空。

5.20　中度伤人数

 中度伤人数——突发事件基本信息数据元专用属性

 定义

中度伤人数是指事故中中度伤害的人数。

国家标准数据元	是	相关拒绝(PN)	否
浙江标准数据元	是	可否无数值(NV)	否
是否为核心数据元	是	可否为空	否
使用方法	强制	重现	1:M
内部标识符	HDSB05.12.150		

 约束

数据类型:整数型(Integer)　　最小长度:1　　最大长度:1000

 数据元说明

在突发事件的情况下,中度伤人数为强制填写,并且按实际情况发展可以更新中度伤人数。若没有中度伤人数,则人数填"0",不可无数值或为空。

5.21 重度伤人数

重度伤人数——突发事件基本信息数据元专用属性

定义

重度伤人数是指事故中严重伤害的人数。

国家标准数据元	是	相关拒绝（PN）	否
浙江标准数据元	是	可否无数值（NV）	否
是否为核心数据元	是	可否为空	否
使用方法	强制	重现	1：M
内部标识符	HDSB05.12.151		

约束

数据类型：整数型（Integer）　　最小长度：1　　最大长度：1000

数据元说明

在突发事件的情况下，重度伤人数为强制填写，并且可以按实际情况发展更新重度伤人数。若没有重度伤人数，则人数填"0"，不可无数值或为空。

5.22　现场死亡人数

现场死亡人数——突发事件基本信息数据元专用属性

定义

现场死亡人数是指事故中死亡人数。

国家标准数据元	是	相关拒绝（PN）	否
浙江标准数据元	是	可否无数值（NV）	否
是否为核心数据元	是	可否为空	否
使用方法	强制	重现	1:M
内部标识符	HDSB05.12.152		

约束

数据类型：整数型（Integer）　　最小长度：1　　最大长度：1000

数据元说明

在突发事件的情况下，现场死亡人数为强制填写，并且可以按实际情况发展更新现场死亡人数。若没有现场死亡人数，则人数填"0"，不可无数值或为空。

253

5.23　途中死亡人数

　途中死亡人数——突发事件基本信息数据元专用属性

 定义

途中死亡人数是指急救运载途中死亡的人数。

国家标准数据元	是	相关拒绝(PN)	否
浙江标准数据元	是	可否无数值(NV)	否
是否为核心数据元	是	可否为空	否
使用方法	强制	重现	1:M
内部标识符	HDSB05.12.153		

 约束

数据类型:整数型(Integer)　　最小长度:1　　最大长度:1000

 数据元说明

在突发事件的情况下,途中死亡人数为强制填写,并且可以按实际情况发展更新途中死亡人数。若没有途中死亡人数,则人数填"0",不可无数值或为空。

5.24　转运死亡人数

　转运死亡人数——突发事件基本信息数据元专用属性

 定义

转运死亡人数是指急救运载途中发生转运后的死亡人数。

国家标准数据元	是	相关拒绝(PN)	否
浙江标准数据元	是	可否无数值(NV)	否
是否为核心数据元	是	可否为空	否
使用方法	强制	重现	1∶M
内部标识符	HDSB05.12.154		

 约束

数据类型:整数型(Integer)　最小长度:1　最大长度:1000

 数据元说明

在突发事件的情况下,转运死亡人数为强制填写,并且可以按实际情况发展更新转运死亡人数。若没有转运死亡人数,则人数填"0",不可无数值或为空。

5.25 伤亡总数

 伤亡总数——突发事件基本信息数据元专用属性

 定义

伤亡总数是指事故中受伤和死亡的总人数。

国家标准数据元	是	相关拒绝(PN)	否
浙江标准数据元	是	可否无数值(NV)	否
是否为核心数据元	是	可否为空	否
使用方法	强制	重现	1:M
内部标识符	HDSB05.12.155		

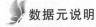 **约束**

数据类型:整数型(Integer)   最小长度:1   最大长度:1000

 数据元说明

在突发事件的情况下,伤亡总数为强制填写,并且可以按实际情况发展更新伤亡总数。若没有伤亡总数,则人数填"0",不可无数值或为空。

5.26　受伤总数

 受伤总数——突发事件基本信息数据元专用属性

 定义

受伤总数指事故中受伤的总人数。

国家标准数据元	否	相关拒绝(PN)	否
浙江标准数据元	是	可否无数值(NV)	否
是否为核心数据元	是	可否为空	否
使用方法	强制	重现	1:M
内部标识符	HDSB05.12.156		

 约束

数据类型:整数型(integer)　　最小长度:1　　最大长度:1000

 数据元说明

在突发事件情况下,受伤总数为强制填写,并且可以按实际情况发展更新受伤总数。若没有受伤人员,则人数填"0",不可无数值或为空。

5.27 死亡总数

 死亡总数——突发事件基本信息数据元专用属性

 定义

死亡总数指事故中死亡的总人数。

国家标准数据元	否	相关拒绝(PN)	否
浙江标准数据元	是	可否无数值(NV)	否
是否为核心数据元	是	可否为空	否
使用方法	强制	重现	1:M
内部标识符	HDSB05.12.157		

 约束

数据类型:整数型(integer)　　最小长度:1　　最大长度:1000

 数据元说明

在突发事件情况下,死亡总数为强制填写,并且可以按实际情况发展更新死亡总数。若没有死亡人员,则人数填"0",不可无数值或为空。

第 6 章

质量控制和管理基本信息数据元专用属性

6.1　等待受理用时

✿ 等待受理用时——质量控制和管理基本信息数据元专用属性

 定义

等待受理用时是指呼入（来电）时间到振铃时间的间隔时长，计量单位为秒（s）。

国家标准数据元	是	相关拒绝（PN）	否
浙江标准数据元	是	可否无数值（NV）	是
是否为核心数据元	是	可否为空	是
使用方法	必需	重现	1:1
内部标识符	HDSB05.12.158		

 属性

可否无数值（NV）：不适用　未记录　未报告

 约束

数据类型：数字（Number）　整数位：3　小数位：2

数据元说明

在电话进入系统但还未振铃的情况下，可以出现无数值的情况。

6.2 摘机用时

※摘机用时——质量控制和管理基本信息数据元专用属性

定义

摘机用时是指振铃时间到摘机时间的间隔时长,计量单位为秒(s)。

国家标准数据元	是	相关拒绝(PN)	否
浙江标准数据元	是	可否无数值(NV)	是
是否为核心数据元	是	可否为空	是
使用方法	必需	重现	1:1
内部标识符	HDSB05.12.159		

属性

可否无数值(NV):不适用   未记录

约束

数据类型:数字(Number)   整数位:3   小数位:2

数据元说明

在报警电话已振铃但被摘机前已挂断的情况下,可以出现无数值的情况。

6.3　受理用时

受理用时——质量控制和管理基本信息数据元专用属性

定义

受理用时是指摘机时间至受理完毕时间的间隔时长,计量单位为秒(s)。

国家标准数据元	是	相关拒绝(PN)	否
浙江标准数据元	是	可否无数值(NV)	是
是否为核心数据元	是	可否为空	是
使用方法	必需	重现	1:1
内部标识符	HDSB05.12.160		

属性

可否无数值(NV):不适用　　未记录

约束

数据类型:数字(Number)　　整数位:4　　小数位:2

数据元说明

在未接电话的情况下,可以出现无数值的情况。考虑到电话急救指导等因素,整数位长度放大。

6.4 调度用时

※调度用时——质量控制和管理基本信息数据元专用属性

 定义

调度用时是指受理完毕时间至调度完毕时间的间隔时长,计量单位为秒(s)。

国家标准数据元	是	相关拒绝(PN)	否
浙江标准数据元	是	可否无数值(NV)	是
是否为核心数据元	是	可否为空	是
使用方法	必需	重现	1:1
内部标识符	HDSB05.12.161		

 属性

可否无数值(NV):不适用　未记录

 约束

数据类型:数字(Number)　整数位:3　小数位:2

 数据元说明

在非急救电话打入的情况下,可以出现无数值的情况。

6.5　出车反应用时

出车反应用时——质量控制和管理基本信息数据元专用属性

 定义

出车反应用时是指接到指令后出车时间至派车时间的间隔时长,计量单位为秒(s)。

国家标准数据元	是	相关拒绝(PN)	否
浙江标准数据元	是	可否无数值(NV)	是
是否为核心数据元	是	可否为空	是
使用方法	必需	重现	1:1
内部标识符	HDSB05.12.162		

 属性

可否无数值(NV):不适用　未记录

 约束

数据类型:数字(Number)　整数位:5　小数位:2

数据元说明

在站内退车、无法出车等情况下,可以出现无数值的情况。由于下送、跨区域等任务时效性较小,所以整数位长度放大。

6.6 现场用时

现场用时——质量控制和管理基本信息数据元专用属性

定义

现场用时是指到达现场时间至患者上车时间的间隔时长,计量单位为分钟(min)。

国家标准数据元	是	相关拒绝(PN)	否
浙江标准数据元	是	可否无数值(NV)	是
是否为核心数据元	是	可否为空	是
使用方法	必需	重现	1:1
内部标识符	HDSB05.12.163		

属性

可否无数值(NV):不适用　未记录

约束

数据类型:数字(Number)　整数位:3　小数位:2

数据元说明

在车到人走、无人接应等没有接到患者的情况下,可以出现无数值的情况。

6.7 途中用时

※途中用时——质量控制和管理基本信息数据元专用属性

定义

途中用时是指上车时间到送达时间的间隔时长,计量单位为分钟(min)。

国家标准数据元	是	相关拒绝(PN)	否
浙江标准数据元	是	可否无数值(NV)	是
是否为核心数据元	是	可否为空	是
使用方法	必需	重现	1:1
内部标识符	HDSB05.12.164		

属性

可否无数值(NV):不适用　　未记录

约束

数据类型:数字(Number)　　整数位:5　　小数位:2

数据元说明

在车到人走、无人接应等没有接到患者的情况下,可以出现无数值的情况。

在站内退车、车辆故障无法出车等情况下,也可以出现无数值的情况。由于部分跨区域任务可持续数天,所以整数位长度可增加。

6.8　路途用时

❋**路途用时——质量控制和管理基本信息数据元专用属性**

定义

路途用时是指出车时间至返站时间的间隔时长,计量单位为分钟(min)。

国家标准数据元	是	相关拒绝(PN)	否
浙江标准数据元	是	可否无数值(NV)	是
是否为核心数据元	是	可否为空	是
使用方法	必需	重现	1:1
内部标识符	HDSB05.12.165		

属性

可否无数值(NV):不适用　　未记录

约束

数据类型:数字(Number)　　整数位:5　　小数位:2

数据元说明

在站内退车、车辆故障无法出车等情况下,可以无数值。由于部分跨区域任务可持续数天,所以整数位长度可增加。

6.9　急救任务用时

急救任务用时——质量控制和管理基本信息数据元专用属性

定义

急救任务用时是指出车时间至任务完成时间的间隔时长,计量单位为分钟(min)。

国家标准数据元	否	相关拒绝(PN)	否
浙江标准数据元	是	可否无数值(NV)	是
是否为核心数据元	是	可否为空	是
使用方法	必需	重现	1:1
内部标识符	HDSB05.12.166		

属性

可否无数值(NV):不适用　　未记录

约束

数据类型:数字(Number)　　整数位:3　　小数位:2

数据元说明

在站内退车、车辆故障无法出车等情况下,可以无数值。该数据元采样范围仅包含院前急救的出车任务,不包含下送、跨区域等非院前急救任务。

6.10 急救反应用时

 急救反应用时——质量控制和管理基本信息数据元专用属性

定义

急救反应用时是指从急救中心接到呼救(振铃)时间信息开始至救护人员到达事发现场之间的间隔时长,计量单位为分钟(min)。

国家标准数据元	是	相关拒绝(PN)	否
浙江标准数据元	是	可否无数值(NV)	是
是否为核心数据元	是	可否为空	是
使用方法	必需	重现	1:1
内部标识符	HDSB05.12.167		

属性

可否无数值(NV):不适用   未记录

约束

数据类型:数字(Number)   整数位:3   小数位:2

数据元说明

在站内退车、车辆故障无法出车等情况下,可以无数值。该数据元采样范围仅包括院前急救出车的任务,不包括下送、跨区域等非院前急救任务。

6.11　出车到达现场用时

＊出车到达现场用时——质量控制和管理基本信息数据元专用属性

 定义

出车到达现场用时是指派车时间至到达现场时间的间隔时长,计量单位为分钟(min)。

国家标准数据元	是	相关拒绝(PN)	否
浙江标准数据元	是	可否无数值(NV)	是
是否为核心数据元	是	可否为空	是
使用方法	必需	重现	1∶1
内部标识符	HDSB05.12.168		

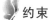 **属性**

可否无数值(NV):不适用　　未记录

 约束

数据类型:数字(Number)　　整数位:3　　小数位:2

 数据元说明

在站内退车、车辆故障无法出车等情况下,可以无数值。该数据元采样范围仅包括院前急救出车的任务,不包括下送、跨区域等非院前急救任务。

6.12 特殊情况发生率

 特殊情况发生率——质量控制和管理基本信息数据元专用属性

定义

特殊情况发生率是指在同一单位时间某一特定区域内发生特殊情况的次数与总派车次数的百分比值。

国家标准数据元	是	相关拒绝(PN)	否
浙江标准数据元	是	可否无数值(NV)	是
是否为核心数据元	是	可否为空	是
使用方法	推荐	重现	0:1
内部标识符	HDSB05.12.169		

 属性

可否无数值(NV):不适用　　未记录　　未报告

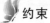 **约束**

数据类型:数字(Number)　　整数位:0　　小数位:4

 数据元说明

"特殊情况"详见调度指挥基本信息数据元专用属性中 4.62 特殊情况数据元定义及数据元代码表。

6.13   百公里油耗

※百公里油耗——质量控制和管理基本信息数据元专用属性

 定义

百公里油耗是指同一车辆在一定时间内行驶 100 千米所产生的燃油消耗量,计量单位为升(L)。

国家标准数据元	否	相关拒绝(PN)	否
浙江标准数据元	是	可否无数值(NV)	是
是否为核心数据元	是	可否为空	是
使用方法	可选	重现	0:1
内部标识符	HDSB05.12.170		

 属性

可否无数值(NV):不适用   未记录   未报告

 约束

数据类型:小数(Decimal)   总位数(Total Digits):2   小数位数(Fraction Digits):1

6.14 行驶里程数

※行驶里程数——质量控制和管理基本信息数据元专用属性

定义

行驶里程数是指同一车辆在一定时间内的运行里程数的累加值。

国家标准数据元	否	相关拒绝(PN)	否
浙江标准数据元	是	可否无数值(NV)	否
是否为核心数据元	是	可否为空	否
使用方法	强制	重现	1:1
内部标识符	HDSB05.12.171		

约束

数据类型:小数(Decimal)　　总位数(Total Digits):7　　小数位数(Fraction Digits):1

6.15　任务里程数

任务里程数——呼叫受理基本信息数据元专用属性

定义

　　任务里程数是指同一车辆在一定时间内执行急救任务时所产生的运行里程数的累加值。

国家标准数据元	否	相关拒绝（PN）	否
浙江标准数据元	是	可否无数值（NV）	否
是否为核心数据元	是	可否为空	否
使用方法	强制	重现	1:1
内部标识符	HDSB05.12.172		

约束

　　数据类型：小数（Decimal）　　总位数（Total Digits）：7　　小数位数（Fraction Digits）：1

6.16 途中死亡率

※途中死亡率——呼叫受理基本信息数据元专用属性

定义

途中死亡率是指在一定时间内转运途中死亡人数与急救患者人数的百分比。

国家标准数据元	是	相关拒绝(PN)	否
浙江标准数据元	是	可否无数值(NV)	否
是否为核心数据元	是	可否为空	否
使用方法	强制	重现	1:1
内部标识符	HDSB05.12.173		

约束

数据类型:数字(Number) 整数位:0 小数位:4

数据元说明

因为途中死亡病例数必须记录和上报,所以途中死亡率不允许无数值或空值。若在一定时间内没有出现途中死亡病例,则填"0%"。

6.17 摘机用时符合率

摘机用时符合率——质量控制和管理基本信息数据元专用属性

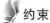定义

摘机用时符合率是指 10 秒内摘机接警数量与所有摘机接警数量的百分比。

国家标准数据元	否	相关拒绝(PN)	否
浙江标准数据元	是	可否无数值(NV)	否
是否为核心数据元	是	可否为空	否
使用方法	强制	重现	1:1
内部标识符	HDSB05.12.174		

约束

数据类型:数字(Number)   整数位:0   小数位:4

数据元说明

摘机用时是由调度指挥系统自动存储计算的。因此,摘机用时符合率不允许无数值或空值。

6.18 受理用时符合率

❄受理用时符合率——质量控制和管理基本信息数据元专用属性

定义

受理用时符合率是指1分钟内受理完成的急救任务数量与所有急救任务数量的百分比。

国家标准数据元	否	相关拒绝(PN)	否
浙江标准数据元	是	可否无数值(NV)	否
是否为核心数据元	是	可否为空	否
使用方法	强制	重现	1:1
内部标识符	HDSB05.12.175		

约束

数据类型:数字(Number)　　整数位:0　　小数位:4

数据元说明

受理用时是由调度指挥系统自动存储计算的。因此,受理用时符合率不允许无数值或空值。

6.19 调度用时符合率

调度用时符合率——质量控制和管理基本信息数据元专用属性

 定义

调度用时符合率是指在1分钟内调度完成的急救任务数量与所有调度任务数量的百分比。

国家标准数据元	否	相关拒绝(PN)	否
浙江标准数据元	是	可否无数值(NV)	否
是否为核心数据元	是	可否为空	否
使用方法	强制	重现	1:1
内部标识符	HDSB05.12.176		

 约束

数据类型:数字(Number) 整数位:0 小数位:4

 数据元说明

调度用时是由调度指挥系统自动存储计算的。因此,调度用时符合率不允许无数值或空值。

6.20 急救患者院前处置率

❋急救患者院前处置率——质量控制和管理基本信息数据元专用属性

 定义

急救患者院前处置率是指急救处置人数与急救人数的百分比。

国家标准数据元	否	相关拒绝(PN)	否
浙江标准数据元	是	可否无数值(NV)	否
是否为核心数据元	是	可否为空	否
使用方法	强制	重现	1:1
内部标识符	HDSB05.12.177		

 约束

数据类型:数字(Number)　　整数位:0　　小数位:4

 数据元说明

急救处置人数和急救人数是必须记录的数据。因此,急救患者院前处置率不允许无数值或空值。

6.21　院前静脉开通率

❋院前静脉开通率——质量控制和管理基本信息数据元专用属性

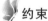定义

院前静脉开通率是指静脉开通数与适宜患者数的百分比。

国家标准数据元	否	相关拒绝(PN)	否
浙江标准数据元	是	可否无数值(NV)	否
是否为核心数据元	否	可否为空	否
使用方法	强制	重现	1:1
内部标识符	HDSB05.12.178		

约束

数据类型:数字(Number)　　整数位:0　　小数位:4

数据元说明

院前静脉开通人数和适宜患者数是必须记录的数据。因此,院前静脉开通率不允许无数值或空值。

6.22 颈托规范使用率

 颈托规范使用率——质量控制和管理基本信息数据元专用属性

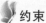 定义

颈托规范使用率是指颈托规范使用数与适宜患者数的百分比。

国家标准数据元	否	相关拒绝(PN)	否
浙江标准数据元	是	可否无数值(NV)	否
是否为核心数据元	否	可否为空	否
使用方法	强制	重现	1:1
内部标识符	HDSB05.12.179		

 约束

数据类型:数字(Number)　　整数位:0　　小数位:4

 数据元说明

颈托规范使用人数和适宜患者数是必须记录的数据。因此,颈托规范使用率不允许无数值或空值。

6.23　院前心电监护规范使用率

 院前心电监护规范使用率——质量控制和管理基本信息数据元专用属性

 定义

院前心电监护规范使用率是指院前心电监护使用患者数与全部患者数的百分比。

国家标准数据元	否	相关拒绝(PN)	否
浙江标准数据元	是	可否无数值(NV)	否
是否为核心数据元	是	可否为空	否
使用方法	强制	重现	1:1
内部标识符	HDSB05.12.180		

 约束

数据类型:数字(Number)　　整数位:0　　小数位:4

 数据元说明

院前心电监护使用患者数和适宜患者数是必须记录的数据。因此,院前心电监护规范使用率不允许无数值或空值。

6.24 摘机接警率

摘机接警率——质量控制和管理基本信息数据元专用属性

定义

摘机接警率是指 10 秒内已摘机电话数与所有呼入电话数的百分比。

国家标准数据元	否	相关拒绝(PN)	否
浙江标准数据元	是	可否无数值(NV)	否
是否为核心数据元	是	可否为空	否
使用方法	强制	重现	1:1
内部标识符	HDSB05.12.181		

约束

数据类型:数字(Number)   整数位:0   小数位:4

数据元说明

10 秒内已摘机电话数与所有呼入电话数是必须记录的数据。因此,摘机接警率不允许无数值或空值。

6.25　及时派车率

 及时派车率——质量控制和管理基本信息数据元专用属性

 定义

及时派车率是指受理调度时长(受理时长＋调度时长)小于 2 分钟的急救任务数量与所有院前急救任务数量的百分比。

国家标准数据元	否	相关拒绝(PN)	否
浙江标准数据元	是	可否无数值(NV)	否
是否为核心数据元	是	可否为空	否
使用方法	强制	重现	1:1
内部标识符	HDSB05.12.182		

 约束

数据类型:数字(Number)　　整数位:0　　小数位:4

 数据元说明

受理调度时长(受理时长＋调度时长)小于 2 分钟的急救任务数量与所有院前急救任务(不含跨区域转运、下送回家等非急救任务)数量等数据必须记录。因此,及时派车率不允许无数值或空值。

6.26 派车服从率

 派车服从率——质量控制和管理基本信息数据元专用属性

 定义

派车服从率是指服从派车指令的急救任务数量与所有院前急救任务数量的百分比。

国家标准数据元	否	相关拒绝(PN)	否
浙江标准数据元	是	可否无数值(NV)	否
是否为核心数据元	是	可否为空	否
使用方法	强制	重现	1:1
内部标识符	HDSB05.12.183		

 约束

数据类型:数字(Number)　　整数位:0　　小数位:4

 数据元说明

服从派车指令的急救任务数量与所有院前急救任务(不含跨区域转运、下送回家等非急救任务)数量等数据必须记录。因此,派车服从率不允许无数值或空值。

6.27　及时出车率

 及时出车率——质量控制和管理基本信息数据元专用属性

 定义

及时出车率是指出车时间小于 3 分钟的急救出车任务数量与所有急救出车任务数量的百分比。

国家标准数据元	否	相关拒绝(PN)	否
浙江标准数据元	是	可否无数值(NV)	否
是否为核心数据元	是	可否为空	否
使用方法	强制	重现	1:1
内部标识符	HDSB05.12.184		

 约束

数据类型:数字(Number)　　整数位:0　　小数位:4

 数据元说明

出车时间小于 3 分钟的急救任务数量与所有院前急救任务(不含跨区域转运、下送回家等非急救任务)数量等数据必须记录。因此,及时出车率不允许无数值或空值。

6.28 GPS 及时按键率

※GPS 及时按键率——质量控制和管理基本信息数据元专用属性

 定义

GPS 及时按键率是指 GPS 车载终端各节点按键次数与应按键次数的百分比。

国家标准数据元	否	相关拒绝(PN)	否
浙江标准数据元	是	可否无数值(NV)	否
是否为核心数据元	是	可否为空	否
使用方法	强制	重现	1:1
内部标识符	HDSB05.12.185		

 约束

数据类型:数字(Number)   整数位:0   小数位:4

 数据元说明

GPS 车载终端各节点按键次数与应按键次数等数据必须记录。因此,GPS 及时按键率不允许无数值或空值。

6.29 回车率

 回车率——质量控制和管理基本信息数据元专用属性

定义

回车率是指回绝院前急救(无急救车调派而回绝了对方的院前急救出诊要求)任务次数与总急救任务数的百分比。

国家标准数据元	否	相关拒绝(PN)	否
浙江标准数据元	是	可否无数值(NV)	否
是否为核心数据元	是	可否为空	否
使用方法	强制	重现	1:1
内部标识符	HDSB05.12.186		

约束

数据类型:数字(Number)　　整数位:0　　小数位:4

数据元说明

回绝院前急救(无急救车调派而回绝了对方的急救出诊要求)任务次数与总院前急救任务数等数据必须记录。因此,回车率不允许无数值或空值。

6.30 急救车辆完好率

急救车辆完好率——质量控制和管理基本信息数据元专用属性

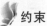**定义**

急救车辆完好率是指每辆急救车的车辆完好日与总车日的百分比。

国家标准数据元	否	相关拒绝(PN)	否
浙江标准数据元	是	可否无数值(NV)	否
是否为核心数据元	是	可否为空	否
使用方法	强制	重现	1:1
内部标识符	HDSB05.12.187		

约束

数据类型:数字(Number)　整数位:0　小数位:4

数据元说明

每辆急救车的车辆完好日与总车日等数据必须记录。因此,急救车辆完好率不允许无数值或空值。

6.31 城区急救反应用时

❉ **城区急救反应用时——质量控制和管理基本信息数据元专用属性**

 定义

城区急救反应用时(急救服务区域为城区的急救任务)是指从急救中心接到呼救信息开始至救护人员到达事发现场之间的时间间隔,计量单位为分钟(min)。

国家标准数据元	是	相关拒绝(PN)	否
浙江标准数据元	是	可否无数值(NV)	是
是否为核心数据元	是	可否为空	是
使用方法	必需	重现	1:1
内部标识符	HDSB05.12.188		

 属性

可否无数值(NV):不适用   未记录   未报告

 约束

数据类型:数字(Number)   整数位:3   小数位:2

数据元说明

在站内退车、车辆故障无法出车等情况下,可以无数值。该数据元采样范围仅包括院前急救出车且出车服务范围在城区(事发地址所在行政区域为××街道的算城区)的任务,不包括下送、跨区域等非院前急救任务。

6.32 乡镇急救反应用时

❋乡镇急救反应用时——质量控制和管理基本信息数据元专用属性

 定义

乡镇急救反应用时(急救服务区域为乡镇的急救任务)是指从急救中心接到呼救信息开始至救护人员到达事发现场之间的时间间隔,计量单位为分钟(min)。

国家标准数据元	是	相关拒绝(PN)	否
浙江标准数据元	是	可否无数值(NV)	是
是否为核心数据元	是	可否为空	是
使用方法	必需	重现	1:1
内部标识符	HDSB05.12.189		

 属性

可否无数值(NV):不适用   未记录

 约束

数据类型:数字(Number)   整数位:3   小数位:2

 数据元说明

在站内退车、车辆故障无法出车等情况下,可以无数值。该数据元采样范围仅包括院前急救出车且出车服务范围在乡镇(事发地址所在行政区域为××乡、镇、村的算乡镇)的任务,不包括下送、跨区域等非院前急救任务。

6.33 城区急救反应用时符合率

 城区急救反应用时符合率——质量控制和管理基本信息数据元专用属性

 定义

城区急救反应用时符合率是指在一定时间段内城区急救反应用时小于等于15分钟的院前急救任务数与总体主城区急救任务数的百分比。

国家标准数据元	否	相关拒绝(PN)	否
浙江标准数据元	是	可否无数值(NV)	否
是否为核心数据元	是	可否为空	否
使用方法	强制	重现	1:1
内部标识符	HDSB05.12.190		

 约束

数据类型:数字(Number)　　整数位:0　　小数位:4

 数据元说明

城区急救反应用时平均小于15分钟的急救出车任务次数与总体主城区急救出车任务次数等数据必须记录。因此,城区急救反应用时符合率不允许无数值或空值。

6.34 乡镇急救反应用时符合率

❋乡镇急救反应用时符合率——质量控制和管理基本信息数据元专用属性

🦋 定义

乡镇急救反应用时符合率是指在一定时间段内乡镇急救反应用时小于等于30分钟的院前急救任务数与总体乡镇急救任务数的百分比。

国家标准数据元	否	相关拒绝(PN)	否
浙江标准数据元	是	可否无数值(NV)	否
是否为核心数据元	是	可否为空	否
使用方法	强制	重现	1:1
内部标识符	HDSB05.12.191		

🦋 约束

数据类型:数字(Number). 整数位:0   小数位:4

🦋 数据元说明

乡镇急救反应用时平均小于30分钟的急救出车任务次数与总体乡镇急救出车任务次数等数据必须记录。因此,乡镇急救反应用时符合率不允许无数值或空值。

6.35 群众满意率

 群众满意率——质量控制和管理基本信息数据元专用属性

 定义

群众满意率是指在一定时间段内在针对拨打急救电话群众的回访反馈中对院前急救服务满意的出车任务数与急救出车任务样本总数的百分比。

国家标准数据元	否	相关拒绝(PN)	否
浙江标准数据元	是	可否无数值(NV)	是
是否为核心数据元	是	可否为空	是
使用方法	推荐	重现	0:1
内部标识符	HDSB05.12.192		

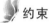 **属性**

可否无数值(NV):不适用　　未记录　　未报告

 约束

数据类型:数字(Number)　　整数位:0　　小数位:4

 数据元说明

可以用短信回访系统对所有急救出车任务进行回访,在有回复的记录中进行样本筛选,得出群众满意率。也可以用急救任务报警电话回访方式进行一定数量的人工随机回访,从该样本记录中得出群众满意率。

6.36　急救交接用时

※ **急救交接用时——质量控制和管理基本信息数据元专用属性**

定义

急救交接用时是指送达(医院)时间至任务完成时间的间隔时长,计量单位为分钟(min)。

国家标准数据元	否	相关拒绝(PN)	否
浙江标准数据元	是	可否无数值(NV)	是
是否为核心数据元	是	可否为空	是
使用方法	必需	重现	1:1
内部标识符	HDSB05.12.193		

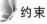
属性

可否无数值(NV):不适用　未记录

约束

数据类型:数字(Number)　整数位:5　小数位:2

数据元说明

在站内退车、现场退车等在送达目的医院之前任务终止的情况下,本数据元可以无数值,且本数据元取值范围仅包括目的地为医院的院前急救任务。因此,在非院前急救任务等情况下,可能出现无数值的情况。

6.37　急救交接用时符合率

　急救交接用时符合率——质量控制和管理基本信息数据元专用属性

定义

急救交接用时符合率是指在一定时间段内急救交接用时小于等于 20 分钟的院前急救任务数与院前急救任务总数的百分比。

国家标准数据元	否	相关拒绝(PN)	否
浙江标准数据元	是	可否无数值(NV)	是
是否为核心数据元	是	可否为空	是
使用方法	必需	重现	1:1
内部标识符	HDSB05.12.194		

　属性

可否无数值(NV):不适用　　未记录

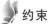　约束

数据类型:数字(Number)　　整数位:0　　小数位:4

　数据元说明

对于非院前急救任务,本数据元不适用,本数据元可能出现无数值的情况。

6.38 医院急救交接用时符合率

医院急救交接用时符合率——质量控制和管理基本信息数据元专用属性

定义

医院急救交接用时符合率是指在一定时间段内,某医院在接收患者时急救交接用时小于等于20分钟的院前急救任务数与送往该医院的所有院前急救任务数的百分比。

国家标准数据元	否	相关拒绝(PN)	否
浙江标准数据元	是	可否无数值(NV)	是
是否为核心数据元	是	可否为空	是
使用方法	必需	重现	1:1
内部标识符	HDSB05.12.195		

属性

可否无数值(NV):不适用　未记录　未报告

约束

数据类型:数字(Number)　整数位:0　小数位:4

数据元说明

对于非院前急救任务,本数据元不适用。本数据元可能出现无数值的情况。

6.39　出车单元急救交接用时符合率

　出车单元急救交接用时符合率——质量控制和管理基本信息数据元专用属性

　定义

出车单元急救交接用时符合率是指在一定时间段内某出车单元接收患者时急救交接用时小于等于 20 分钟的院前急救任务数与该出车单元执行的所有院前急救任务数的百分比。

国家标准数据元	否	相关拒绝(PN)	否
浙江标准数据元	是	可否无数值(NV)	是
是否为核心数据元	是	可否为空	是
使用方法	必需	重现	1:1
内部标识符	HDSB05.12.196		

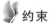　**属性**

可否无数值(NV)：不适用　　未记录

　约束

数据类型：数字(Number)　　整数位：0　　小数位：4

　数据元说明

对于非院前急救任务，本数据元不适用。本数据元可能出现无数值的情况。

6.40 呼入数量

 呼入数量——突发事件基本信息数据元专用属性

 定义

呼入数量是指在一定时间段内"120"急救电话呼入的数量。

国家标准数据元	否	相关拒绝(PN)	否
浙江标准数据元	是	可否无数值(NV)	否
是否为核心数据元	是	可否为空	否
使用方法	强制	重现	1:M
内部标识符	HDSB05.12.197		

 约束

数据类型:数字(Number)   整数位:10   小数位:0

 数据元说明

本数据元包含所有呼入"120"调度指挥系统的报警电话,包括已接(摘机)电话和未接电话。

6.41 摘机数量

❋ **摘机数量——突发事件基本信息数据元专用属性**

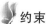 **定义**

摘机数量是指在一定时间段内"120"急救电话被摘机接听的数量。

国家标准数据元	否	相关拒绝(PN)	否
浙江标准数据元	是	可否无数值(NV)	否
是否为核心数据元	是	可否为空	否
使用方法	强制	重现	1:M
内部标识符	HDSB05.12.198		

 约束

数据类型:数字(Number)   整数位:10   小数位:0

 数据元说明

本数据元包括所有呼入"120"调度指挥系统报警电话中已接(摘机)的部分。

6.42 未接警数量

 未接警数量——突发事件基本信息数据元专用属性

 定义

未接警数量是指在一定时间段内呼入的"120"急救电话中没有接听的数量。

国家标准数据元	否	相关拒绝（PN）	否
浙江标准数据元	是	可否无数值（NV）	否
是否为核心数据元	是	可否为空	否
使用方法	强制	重现	1：M
内部标识符	HDSB05.12.199		

 约束

数据类型：数字（Number）　　整数位：10　　小数位：0

 数据元说明

本数据元包括所有呼入"120"调度指挥系统报警电话中未接（摘机）的部分。

6.43　反拨数量

　反拨数量——突发事件基本信息数据元专用属性

　定义

反拨数量是指在一定时间段内针对呼入的急救电话,指挥中心反拨报警号码的电话数量。

国家标准数据元	否	相关拒绝(PN)	否
浙江标准数据元	是	可否无数值(NV)	否
是否为核心数据元	是	可否为空	否
使用方法	强制	重现	1:M
内部标识符	HDSB05.12.200		

　约束

数据类型:数字(Number)　　整数位:10　　小数位:0

　数据元说明

本数据元包含针对呼入的急救电话(包括已接电话和未接电话),指挥中心反拨报警号码的电话数量。

6.44　院前急救出车数

※院前急救出车数——质量控制和管理基本信息数据元专用属性

定义

　　院前急救出车数是指在一定时间段内院前急救出车任务的数量。

国家标准数据元	否	相关拒绝(PN)	否
浙江标准数据元	是	可否无数值(NV)	否
是否为核心数据元	是	可否为空	否
使用方法	强制	重现	1:M
内部标识符	HDSB05.12.201		

约束

　　数据类型:数字(Number)　　整数位:10　　小数位:0

数据元说明

　　院前急救出车包括调度指挥基本信息数据元专用属性4.71出车转运类型代码中急救转运大类中的所有项目。院前急救出车数包括在一定时间内该大类出车任务的总数。

6.45　非院前急救出车数

※非院前急救出车数——质量控制和管理基本信息数据元专用属性

 定义

非院前急救出车数是指在一定时间段内非院前急救出车任务的数量。

国家标准数据元	否	相关拒绝(PN)	否
浙江标准数据元	是	可否无数值(NV)	否
是否为核心数据元	是	可否为空	否
使用方法	强制	重现	1:M
内部标识符	HDSB05.12.202		

约束

数据类型:数字(Number)　　整数位:10　　小数位:0

数据元说明

院前急救出车包括调度指挥基本信息数据元专用属性 4.71 出车转运类型代码中非急救转运大类中的所有项目。非院前急救出车数包括在一定时间内该大类出车任务的总数。

6.46 出车总数

 出车总数——质量控制和管理基本信息数据元专用属性

 定义

出车总数是指在一定时间段内出车任务的总数。

国家标准数据元	否	相关拒绝(PN)	否
浙江标准数据元	是	可否无数值(NV)	否
是否为核心数据元	是	可否为空	否
使用方法	强制	重现	1:M
内部标识符	HDSB05.12.203		

 约束

数据类型:数字(Number)　　整数位:10　　小数位:0

 数据元说明

出车总数是指在一定时间段内所有出车任务的总数,包括院前急救出车任务数和非院前急救出车任务数。

6.47　院前急救出车放空数

院前急救出车放空数——质量控制和管理基本信息数据元专用属性

 定义

院前急救出车放空数是指在一定时间段内所执行院前急救出车任务中未接到患者的任务数量。

国家标准数据元	否	相关拒绝(PN)	否
浙江标准数据元	是	可否无数值(NV)	否
是否为核心数据元	是	可否为空	否
使用方法	强制	重现	1:M
内部标识符	HDSB05.12.204		

 约束

数据类型:数字(Number)　　整数位:10　　小数位:0

 数据元说明

院前急救出车放空数是指执行院前急救出车任务时未接到患者的任务数,具体包括调度指挥基本信息数据元专用属性4.62特殊情况中代码201~210的所有类型的情况。

6.48 出车放空总数

 出车放空总数——质量控制和管理基本信息数据元专用属性

定义

出车放空总数是指在一定时间段内出车任务的总数。

国家标准数据元	否	相关拒绝(PN)	否
浙江标准数据元	是	可否无数值(NV)	否
是否为核心数据元	是	可否为空	否
使用方法	强制	重现	1:M
内部标识符	HDSB05.12.205		

约束

数据类型:数字(Number)　　整数位:10　　小数位:0

数据元说明

出车放空总数是指在一定时间段内执行出车任务(包括院前急救任务和非院前急救任务)时未接到患者的任务总数。

6.49 院前急救出车放空率

※**院前急救出车放空率——质量控制和管理基本信息数据元专用属性**

定义

院前急救出车放空率是指在一定时间内院前急救出车任务中未接到患者的任务数量与院前急救任务总数的百分比。

国家标准数据元	否	相关拒绝(PN)	否
浙江标准数据元	是	可否无数值(NV)	否
是否为核心数据元	是	可否为空	否
使用方法	强制	重现	1:M
内部标识符	HDSB05.12.206		

约束

数据类型:数字(Number)　整数位:0　小数位:4

数据元说明

院前急救放空任务次数与院前急救出车任务总数等数据必须记录。因此,院前急救出车放空率不允许无数值或空值。

6.50　出车放空率

※ **出车放空率——质量控制和管理基本信息数据元专用属性**

 定义

出车放空率是指在一定时间内出车任务中未接到患者的任务数量与出车任务总数的百分比。

国家标准数据元	否	相关拒绝(PN)	否
浙江标准数据元	是	可否无数值(NV)	否
是否为核心数据元	是	可否为空	否
使用方法	强制	重现	1:M
内部标识符	HDSB05.12.207		

 约束

数据类型:数字(Number)　　整数位:0　　小数位:4

 数据元说明

出车放空任务次数与出车总数等数据必须记录。因此,出车放空率不允许无数值或空值。

第7章

院前患者基本信息数据元专用属性

7.1　流水号

❋ **流水号——院前患者基本信息数据元专用属性**

 定义

流水号是指在院前医疗急救信息系统内的唯一编号。

国家标准数据元	是	相关拒绝（PN）	否
浙江标准数据元	是	可否无数值（NV）	否
是否为核心数据元	是	可否为空	否
使用方法	强制	重现	1:1
内部标识符	HDSB05.12.208		

 约束

数据类型：字符串（String）　　最小长度：24　　最大长度：24

 数据元说明

根据浙急指〔2018〕12号文件，浙江省院前医疗急救调度流水号由24位数字组成。排列顺序由左到右依次：6位数字地址码，14位数字日期时间码（年月日时分秒），2位数字调度席位码及2位数字患者编号码。调度流水号依次连接，不留空格，其表现形式如下。

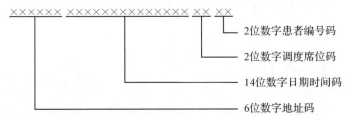

地址码——表示调度事件所在县(市、区)的行政区划代码,按《中华人民共和国国家标准中华人民共和国行政区划代码(GB/T 2260-2017)》的规定执行。

日期时间码——表示调度事件发生的年月日时分秒,按《中华人民共和国国家标准数据元和交换格式信息交换(GB/T 7408-2005)》的规定执行。

调度席位码——表示调度事件发生地调度指挥中心负责本次事件调度指挥的席位编号。

患者编号码——表示调度事件中患者的编号。

7.2 患者姓名

 患者姓名——院前患者基本信息数据元专用属性

 定义

患者姓名是指患者在公安管理部门正式登记注册的姓氏和名称。

国家标准数据元	是	相关拒绝(PN)	是
浙江标准数据元	是	可否无数值(NV)	是
是否为核心数据元	否	可否为空	是
使用方法	推荐	重现	0:1
内部标识符	HDSB05.12.209		

 属性

可否无数值(NV):不适用　　未记录　　未报告

相关拒绝(PN):拒绝提供　　无法完成

 约束

数据类型:字符串(String)　　最小长度:1　　最大长度:128

 数据元说明

针对患者姓名的相关拒绝(PN)的可选项包含"拒绝提供"和"无法完成"。

7.3 性别代码

※性别代码——院前患者基本信息数据元专用属性

定义

性别代码是指本人生理性别的代码。

国家标准数据元	是	相关拒绝(PN)	否
浙江标准数据元	是	可否无数值(NV)	是
是否为核心数据元	是	可否为空	是
使用方法	必需	重现	0;1
内部标识符	HDSB05.12.210		

属性

可否无数值(NV):不适用

约束

数据类型:字符串(String)　最小长度:1　最大长度:128

代码列表

代码	类型	说明
01	未知的性别	
02	男性	
03	女性	
04	未说明的性别	

数据元说明

呼叫受理基本信息数据元专用属性3.23性别代码数据元、调度指挥基本信息数据元专用属性4.2性别代码数据元与本数据元在用法上不同。在呼叫受理过程和调度指挥过程中,呼叫人不一定会提供性别信息。因此,在调度员填写时(呼叫受理基本信息数据元专用属性中3.23性别代码),使用方法为"推荐"。但在救护车到达现场接到患者后(院前患者基本信息数据元专用属性中7.3性别代码),可以正常判断患者性别,因此使用方法为"必需"。考虑到有可能出现无法判断性别(如现场死亡且肢体不全)的情况,在医生填写时可以有无数值情况出现,但无数值原因不包括"未报告"和"未记录"。

7.4　年　龄

※ **年龄——院前患者基本信息数据元专用属性**

定义

年龄是指患者本人从出生当日公元纪年日起到计算当日止的生存时间长度值,计量单位为岁。

国家标准数据元	是	相关拒绝(PN)	否
浙江标准数据元	是	可否无数值(NV)	是
是否为核心数据元	否	可否为空	是
使用方法	推荐	重现	0:1
内部标识符	HDSB05.12.211		

属性

可否无数值(NV):不适用　　未记录　　未报告

约束

数据类型:整数型(Integer)　最小长度:1　最大长度:120

数据元说明

在患者昏迷且无随行知情人等情况下,无法获知患者年龄,因此该数据元可以为无数值。

7.5 职业代码

职业代码——院前患者基本信息数据元专用属性

定义

职业代码是指患者当前职业类别的代码。

国家标准数据元	是	相关拒绝(PN)	否
浙江标准数据元	是	可否无数值(NV)	是
是否为核心数据元	是	可否为空	是
使用方法	必需	重现	1:1
内部标识符	HDSB05.12.212		

属性

可否无数值(NV):不适用　　未记录

约束

数据类型:字符串(String)　　最小长度:1　　最大长度:128

代码列表

代码	类型	说明
01	国家机关、党群组织、企业、事业单位负责人	参考《中华人民共和国国家标准职业分类与代码(GB/T 6565-2015)》
02	专业技术人员	参考《中华人民共和国国家标准职业分类与代码(GB/T 6565-2015)》
03	办事人员和有关人员	参考《中华人民共和国国家标准职业分类与代码(GB/T 6565-2015)》
04	商业、服务业人员	参考《中华人民共和国国家标准职业分类与代码(GB/T 6565-2015)》
05	农、林、牧、渔、水利业生产人员	参考《中华人民共和国国家标准职业分类与代码(GB/T 6565-2015)》
06	生产、运输设备操作人员及有关人员	参考《中华人民共和国国家标准职业分类与代码(GB/T 6565-2015)》
07	军人	参考《中华人民共和国国家标准职业分类与代码(GB/T 6565-2015)》
98	不便分类的其他从业人员	参考《中华人民共和国国家标准职业分类与代码(GB/T 6565-2015)》
99		该选项为无数值(空值)

数据元说明

本数据元由医生填写。相对于调度员填写的4.3职业代码(调度指挥基本信息数据元专用属性),医生在遇到患者时可以从着装、接车地址、证件等方面获取患者职业信息,因此使用方法为"必需",但可以有无数值的情况出现。

7.6　居住地址

居住地址——院前患者基本信息数据元专用属性

定义

居住地址是指患者的居住地址。

国家标准数据元	是	相关拒绝(PN)	否
浙江标准数据元	是	可否无数值(NV)	是
是否为核心数据元	是	可否为空	是
使用方法	必需	重现	1:1
内部标识符	HDSB05.12.213		

属性

可否无数值(NV):不适用　　未记录

约束

数据类型:字符串(String)　　最小长度:1　　最大长度:255

数据元说明

本数据元由医生填写。调度指挥基本信息数据元专用属性中各类地址数据元由呼叫人提供或系统直接定位,因此为"强制"。医生在遇到患者时,可以对调度指挥系统下发的地址信息进行修正,因此使用方法为"必需"。但可以有无数值的情况出现。

7.7 工作单位

 工作单位——院前患者基本信息数据元专用属性

 定义

工作单位是指患者工作单位的组织机构名称。

国家标准数据元	是	相关拒绝(PN)	否
浙江标准数据元	是	可否无数值(NV)	是
是否为核心数据元	否	可否为空	是
使用方法	推荐	重现	0:1
内部标识符	HDSB05.12.214		

 属性

可否无数值(NV)：不适用　未记录　未报告

 约束

数据类型：字符串(String)　最小长度：1　最大长度：255

7.8 联系电话

联系电话——院前患者基本信息数据元专用属性

定义

联系电话是指联系人的电话号码,包括国际、国内区号和分机号。

国家标准数据元	是	相关拒绝(PN)	否
浙江标准数据元	是	可否无数值(NV)	否
是否为核心数据元	是	可否为空	否
使用方法	强制	重现	1:M
内部标识符	HDSB05.12.215		

属性

数据类型:字符串(String) 最小长度:0   最大长度:255
电话号码类型:传真   家庭电话   手机   工作电话

约束

样式:
手机号码——[1-9][0-9][0-9][0-9][0-9][0-9][0-9][0-9][0-9][0-9] [0-9]
固定电话号码——[0-9][0-9][0-9][0-9][0-9][0-9][0-9][0-9][0-9] [0-9] [0-9] [0-9]

数据元说明

手机号码为 11 位数;固定电话(家庭电话、工作电话、传真号码)为区位码加电话号码,共计 12 位数。

医生在接到患者后,可以根据实际情况对调度指挥基本信息数据专用属性中传递过来的联系电话(4.4 联系电话)进行修正。

317

7.9 接车地点

 接车地点——院前患者基本信息数据元专用属性

 定义

接车地点是指接患者上车所在地点的详细地址。

国家标准数据元	是	相关拒绝(PN)	否
浙江标准数据元	是	可否无数值(NV)	是
是否为核心数据元	是	可否为空	是
使用方法	必需	重现	1:1
内部标识符	HDSB05.12.216		

 属性

可否无数值(NV):不适用　　未记录

 约束

数据类型:字符串(String)　　最小长度:0　　最大长度:255

 数据元说明

接患者上车所在地点的详细地址。考虑到一个小区仅有一个门牌号,或者接车地点在高速公路、普通道路路口等地,建议接车地点数据元对小区或大厦的名称、楼幢、单元、楼层、房号或者道路路口、高速公路位置编号等地点信息进行详细描述。在车到人走、无人接应等情况下,本数据元为该任务出车急救单元反馈"车到人走"或"无人接应"时所处的地址。在出车途中被取消任务等情况下,本数据元可以为无数值。

7.10　收到指令时间

收到指令时间——院前患者基本信息数据元专用属性

定义

收到指令时间是指对收到派车指令的公元纪年日期和时间的完整描述。

国家标准数据元	是	相关拒绝(PN)	否
浙江标准数据元	是	可否无数值(NV)	否
是否为核心数据元	是	可否为空	否
使用方法	强制	重现	1:1
内部标识符	HDSB05.12.217		

约束

数据类型:日期时间(Date Time,DT)

最小包含值(Min Inclusive):1950-01-01T00:00:00-00:00

最大包含值(Max Inclusive):2100-01-01T00:00:00-00:00

样式:[0-9]{4}-[0-9]{2}-[0-9]{2}T[0-9]{2}:[0-9]{2}:[0-9]{2}(\.\d+)?
(\+|−)[0-9]{2}:[0-9]{2}

数据元说明

日期时间由如下格式的有限长度字符串组成:yyyy '_' mm '_' dd 'T' hh
':' mm ':' ss ('.' s+)? (zzzzzz)

格式	说明
yyyy	用一个四位数表示年
'_'	位于日期中不同部分的分隔符
mm	用一个两位数表示月
dd	用一个两位数表示日
T	日期和时间的分隔符
hh	用一个两位数表示小时
':'	小时、分、秒之间的分隔符
mm	用一个两位数表示分钟
ss	用一个两位数表示秒
'.' s+	(非必需)代表秒的小数部分
zzzzzz	(非必需)代表时区

7.11 反馈时间

❋反馈时间——院前患者基本信息数据元专用属性

 定义

反馈时间是对调度任务形成反馈响应的公元纪年日期和时间的完整描述。

国家标准数据元	否	相关拒绝(PN)	否
浙江标准数据元	是	可否无数值(NV)	否
是否为核心数据元	是	可否为空	否
使用方法	强制	重现	1:1
内部标识符	HDSB05.12.218		

 约束

数据类型:日期时间(Date Time,DT)

最小包含值(Min Inclusive):1950-01-01T00:00:00-00:00

最大包含值(Max Inclusive):2100-01-01T00:00:00-00:00

样式:[0-9]{4}-[0-9]{2}-[0-9]{2}T[0-9]{2}:[0-9]{2}:[0-9]{2}(\.\d+)?(\+|—)[0-9]{2}:[0-9]{2}

数据元说明

日期时间由如下格式的有限长度字符串组成:yyyy '_' mm '_' dd 'T' hh ':' mm ':' ss ('.' s+)? (zzzzzz)

格式	说明
yyyy	用一个四位数表示年
'_'	位于日期中不同部分的分隔符
mm	用一个两位数表示月
dd	用一个两位数表示日
T	日期和时间的分隔符
hh	用一个两位数表示小时
':'	小时、分、秒之间的分隔符
mm	用一个两位数表示分钟
ss	用一个两位数表示秒
'.' s+	(非必需)代表秒的小数部分
zzzzzz	(非必需)代表时区

7.12　出车时间

※ 出车时间——院前患者基本信息数据元专用属性

 定义

出车时间是对车辆出发驶向现场的公元纪年日期和时间的完整描述。

国家标准数据元	否	相关拒绝(PN)	否
浙江标准数据元	是	可否无数值(NV)	否
是否为核心数据元	是	可否为空	否
使用方法	强制	重现	1:1
内部标识符	HDSB05.12.219		

 约束

数据类型:日期时间(Date Time,DT)

最小包含值(Min Inclusive):1950-01-01T00:00:00-00:00

最大包含值(Max Inclusive):2100-01-01T00:00:00-00:00

样式:[0-9]{4}-[0-9]{2}-[0-9]{2}T[0-9]{2}:[0-9]{2}:[0-9]{2}(\.\d+)?(\+|-)[0-9]{2}:[0-9]{2}

数据元说明

日期时间由如下格式的有限长度字符串组成:yyyy '_' mm '_' dd 'T' hh ':' mm ':' ss ('.' s+)? (zzzzzz)

格式	说明
yyyy	用一个四位数表示年
'_'	位于日期中不同部分的分隔符
mm	用一个两位数表示月
dd	用一个两位数表示日
T	日期和时间的分隔符
hh	用一个两位数表示小时
':'	小时、分、秒之间的分隔符
mm	用一个两位数表示分钟
ss	用一个两位数表示秒
'.' s+	(非必需)代表秒的小数部分
zzzzzz	(非必需)代表时区

7.13　到达时间

到达时间——院前患者基本信息数据元专用属性

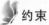 **定义**

到达时间是对车辆到达现场的公元纪年日期和时间的完整描述。

国家标准数据元	是	相关拒绝(PN)	否
浙江标准数据元	是	可否无数值(NV)	否
是否为核心数据元	是	可否为空	否
使用方法	强制	重现	1:1
内部标识符	HDSB05.12.220		

 约束

数据类型:日期时间(Date Time,DT)

最小包含值(Min Inclusive):1950-01-01T00:00:00-00:00

最大包含值(Max Inclusive):2100-01-01T00:00:00-00:00

样式:[0-9]{4}-[0-9]{2}-[0-9]{2}T[0-9]{2}:[0-9]{2}:[0-9]{2}(\.\d+)?(\+|—)[0-9]{2}:[0-9]{2}

数据元说明

日期时间由如下格式的有限长度字符串组成:yyyy '_' mm '_' dd 'T' hh ':' mm ':' ss ('.' s+)? (zzzzzz)

格式	说明
yyyy	用一个四位数表示年
'_'	位于日期中不同部分的分隔符
mm	用一个两位数表示月
dd	用一个两位数表示日
T	日期和时间的分隔符
hh	用一个两位数表示小时
':'	小时、分、秒之间的分隔符
mm	用一个两位数表示分钟
ss	用一个两位数表示秒
'.' s+	(非必需)代表秒的小数部分
zzzzzz	(非必需)代表时区

7.14　上车时间

 上车时间——院前患者基本信息数据元专用属性

 定义

上车时间是对患者上车的公元纪年日期和时间的完整描述。

国家标准数据元	否	相关拒绝(PN)	否
浙江标准数据元	是	可否无数值(NV)*	是
是否为核心数据元	是	可否为空	是
使用方法	必需	重现	1:1
内部标识符	HDSB05.12.221		

 属性

可否无数值(NV):不适用　　未记录

 约束

数据类型:日期时间(Date Time,DT)

最小包含值(Min Inclusive):1950-01-01T00:00:00-00:00

最大包含值(Max Inclusive):2100-01-01T00:00:00-00:00

样式:[0-9]{4}-[0-9]{2}-[0-9]{2}T[0-9]{2}:[0-9]{2}:[0-9]{2}(\.\d+)?(\+|-)[0-9]{2}:[0-9]{2}

数据元说明

日期时间由如下格式的有限长度字符串组成:yyyy '_' mm '_' dd 'T' hh ':' mm ':' ss ('.' s+)? (zzzzzz)

格式	说明
yyyy	用一个四位数表示年
'_'	位于日期中不同部分的分隔符
mm	用一个两位数表示月
dd	用一个两位数表示日
T	日期和时间的分隔符
hh	用一个两位数表示小时

续表

格式	说明
':'	小时、分、秒之间的分隔符
mm	用一个两位数表示分钟
ss	用一个两位数表示秒
'.' s+	(非必需)代表秒的小数部分
zzzzzz	(非必需)代表时区

 数据元说明

在患者现场死亡等情况下，本数据元可以无数值。

7.15　送达时间

送达时间——院前患者基本信息数据元专用属性

定义

送达时间是对到达接收患者区域(医院、病家或其他目的地),车轮停止转动的公元纪年日期和和时间的完整描述。

国家标准数据元	否	相关拒绝(PN)	否
浙江标准数据元	是	可否无数值(NV)	是
是否为核心数据元	是	可否为空	是
使用方法	必需	重现	1:1
内部标识符	HDSB05.12.222		

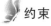**属性**

可否无数值(NV):不适用　　未记录

约束

数据类型:日期时间(Date Time,DT)

最小包含值(Min Inclusive):1950-01-01T00:00:00-00:00

最大包含值(Max Inclusive):2100-01-01T00:00:00-00:00

样式:[0-9]{4}-[0-9]{2}-[0-9]{2}T[0-9]{2}:[0-9]{2}:[0-9]{2}(\.\d+)?(\+|－)[0-9]{2}:[0-9]{2}

数据元说明

日期时间由如下格式的有限长度字符串组成:yyyy '_' mm '_' dd 'T' hh ':' mm ':' ss ('.' s+)? (zzzzzz)

格式	说明
yyyy	用一个四位数表示年
'_'	位于日期中不同部分的分隔符
mm	用一个两位数表示月
dd	用一个两位数表示日
T	日期和时间的分隔符

续表

格式	说明
hh	用一个两位数表示小时
':'	小时、分、秒之间的分隔符
mm	用一个两位数表示分钟
ss	用一个两位数表示秒
'.' s+	（非必需）代表秒的小数部分
zzzzzz	（非必需）代表时区

 数据元说明

在患者现场死亡等情况下，本数据元可以无数值。

7.16　任务完成时间

任务完成时间——院前患者基本信息数据元专用属性

 定义

任务完成时间是对与目的地机构（医院、病家等）人员完成交接，车轮开始转动驶离任务目的地的公元纪年日期和时间的完整描述。

国家标准数据元	否	相关拒绝（PN）	否
浙江标准数据元	是	可否无数值（NV）	否
是否为核心数据元	是	可否为空	否
使用方法	强制	重现	1:1
内部标识符	HDSB05.12.223		

 约束

数据类型：日期时间（Date Time，DT）

最小包含值（Min Inclusive）：1950-01-01T00:00:00-00:00

最大包含值（Max Inclusive）：2100-01-01T00:00:00-00:00

样式：[0-9]{4}-[0-9]{2}-[0-9]{2}T[0-9]{2}:[0-9]{2}:[0-9]{2}(\.\d+)?(\+|—)[0-9]{2}:[0-9]{2}

 数据元说明

日期时间由如下格式的有限长度字符串组成：yyyy '_' mm '_' dd 'T' hh ':' mm ':' ss（'.' s+）?（zzzzzz）

格式	说明
yyyy	用一个四位数表示年
'_'	位于日期中不同部分的分隔符
mm	用一个两位数表示月
dd	用一个两位数表示日
T	日期和时间的分隔符
hh	用一个两位数表示小时
':'	小时、分、秒之间的分隔符

续表

格式	说明
mm	用一个两位数表示分钟
ss	用一个两位数表示秒
'.' s+	(非必需)代表秒的小数部分
zzzzzz	(非必需)代表时区

 数据元说明

在患者现场死亡等情况下,确认患者死亡,并与现场相关人员(交警、消防员等)交接完毕,即为任务完成时间。

7.17　返站时间

 返站时间——院前患者基本信息数据元专用属性

 定义

返站时间是对车辆返回站点的公元纪年日期和时间的完整描述。

国家标准数据元	否	相关拒绝(PN)	否
浙江标准数据元	是	可否无数值(NV)	是
是否为核心数据元	是	可否为空	否
使用方法	强制	重现	1:1
内部标识符	HDSB05.12.224		

 属性

可否无数值(NV):不适用　未记录

 约束

数据类型:日期时间(Date Time,DT)

最小包含值(Min Inclusive):1950-01-01T00:00:00-00:00

最大包含值(Max Inclusive):2100-01-01T00:00:00-00:00

样式:[0-9]{4}-[0-9]{2}-[0-9]{2}T[0-9]{2}:[0-9]{2}:[0-9]{2}(\.\d+)?(\+|−)[0-9]{2}:[0-9]{2}

 数据元说明

日期时间由如下格式的有限长度字符串组成:yyyy '_' mm '_' dd 'T' hh ':' mm ':' ss ('.' s+)？(zzzzzz)

格式	说明
yyyy	用一个四位数表示年
'_'	位于日期中不同部分的分隔符
mm	用一个两位数表示月
dd	用一个两位数表示日
T	日期和时间的分隔符
hh	用一个两位数表示小时

续表

格式	说明
':'	小时、分、秒之间的分隔符
mm	用一个两位数表示分钟
ss	用一个两位数表示秒
'.' s+	(非必需)代表秒的小数部分
zzzzzz	(非必需)代表时区

 数据元说明

在急救单元完成任务返站途中,接到新任务再次出车的情况下,本数据元可以为无数值。

7.18　主　诉

 主诉——院前患者基本信息数据元专用属性

 定义

主诉是指患者感受的最主要痛苦,就诊的最主要原因或最明显症状或(和)体征、性质,以及持续时间。

国家标准数据元	是	相关拒绝(PN)	否
浙江标准数据元	是	可否无数值(NV)	是
是否为核心数据元	是	可否为空	是
使用方法	必需	重现	1:1
内部标识符	HDSB05.12.225		

 属性

可否无数值(NV):不适用　　未记录

 约束

数据类型:字符串(String)　　最小长度:0　　最大长度:255

 数据元描述

参考美国院前急救数据字典中 Primary Symptom(初始症状)数据元,若患者现场死亡,则本数据元可以为空。

7.19 主诉涉及(解剖学)位置

 主诉涉及(解剖学)位置——院前患者基本信息数据元专用属性

 定义

主诉涉及(解剖学)位置是指患者向医师描述的对自身本次疾病相关的感受中主要涉及的人体解剖学位置。

国家标准数据元	否	相关拒绝(PN)	否
浙江标准数据元	是	可否无数值(NV)	是
是否为核心数据元	否	可否为空	是
使用方法	必需	重现	1:1
内部标识符	HDSB05.12.226		

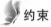 **属性**

可否无数值(NV):不适用　未记录

 约束

数据类型:字符串(String)　最小长度:0　最大长度:255

 代码列表

代码	类型	说明
01	头部	
02	颈部	
03	腹部	
04	胸部	
05	背部	
06	脊椎	
07	上肢	
08	下肢	
09	臀部	
10	其他	

 数据元描述

参考美国国家院前医疗急救信息系统数据字典(版本 3.4.0)Chief Complaint Anatomic Location[主诉涉及(解剖学)位置]数据元。

7.20　主诉涉及人体器官

※主诉涉及人体器官——院前患者基本信息数据元专用属性

 定义

　　主诉涉及人体器官是指患者向医师描述的对自身本次疾病相关的感受中主要涉及的人体器官。

国家标准数据元	否	相关拒绝(PN)	否
浙江标准数据元	是	可否无数值(NV)	是
是否为核心数据元	否	可否为空	是
使用方法	必需	重现	1:1
内部标识符	HDSB05.12.227		

 属性

　　可否无数值(NV):不适用　　未记录

 约束

　　数据类型:字符串(String)　　最小长度:0　　最大长度:255

 代码列表

代码	类型	说明
01	运动系统	
02	神经系统	
03	内分泌系统	
04	循环系统	
05	呼吸系统	
06	消化系统	
07	泌尿系统	
08	生殖系统	
09	其他	

数据元描述

　　参考美国院前急救数据字典中 Chief Complaint Organ System 数据元。

7.21 自救标志

 自救标志——院前患者基本信息数据元专用属性

 定义

自救标志是标识是否发生过自救行为。

国家标准数据元	是	相关拒绝(PN)	否
浙江标准数据元	是	可否无数值(NV)	是
是否为核心数据元	是	可否为空	是
使用方法	可选	重现	0:1
内部标识符	HDSB05.12.228		

 属性

可否无数值(NV):不适用　　未记录　　未报告

 约束

数据类型:字符串(String)　　最小长度:1　　最大长度:128

 代码列表

代码	类型	说明
1	是	
2	否	
3	不详	

7.22　病　史

病史——院前患者基本信息数据元专用属性

定义

病史是对患者既往健康状况和疾病的详细描述。

国家标准数据元	是	相关拒绝(PN)	是
浙江标准数据元	是	可否无数值(NV)	是
是否为核心数据元	是	可否为空	是
使用方法	必需	重现	1:1
内部标识符	HDSB05.12.229		

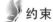
属性

可否无数值(NV):不适用　　未记录

相关拒绝(PN):拒绝提供　　无法完成　　无反应

约束

数据类型:字符串(String)　　最小长度:1　　最大长度:255

数据元描述

本数据元由医生填写。调度指挥基本信息数据元专用属性中 4.8 病史数据元由呼叫人提供,能提供病史信息的很少,因此为"推荐"。而当医生遇到患者时,可以直接向患者或随行人员(如家属)进行询问,对病史进行完善和修正,因此使用方法为"必需"。在发生患者现场死亡、患者无意识且无陪同人员等情况下,本数据元可以无数值。

7.23 初步诊断代码

❋初步诊断代码——院前患者基本信息数据元专用属性

定义

初步诊断代码是指初步诊断在特定编码体系中的代码。

国家标准数据元	是	相关拒绝(PN)	否
浙江标准数据元	是	可否无数值(NV)	是
是否为核心数据元	否	可否为空	是
使用方法	必需	重现	1:1
内部标识符	HDSB05.12.230		

属性

可否无数值(NV):不适用　未记录

约束

数据类型:字符串(String)　最小长度:0　最大长度:255

代码列表

代码	类型	说明
01	**创伤类急症**	
0101	**交通伤**	**按致伤原因分类**
010101	颅脑损伤	按致伤部位分类
010102	颌面部损伤	按致伤部位分类
010103	颈部损伤	按致伤部位分类
010104	胸部损伤	按致伤部位分类
010105	腹部损伤	按致伤部位分类
010106	脊柱/脊髓损伤	按致伤部位分类
010107	四肢损伤	按致伤部位分类
010108	骨盆骨折	按致伤部位分类
010109	泌尿、生殖系统损伤	按致伤部位分类

代码	类型	说明
010110	多发性创伤	按致伤部位分类
0102	**钝器伤**	**按致伤原因分类**
010201	颅脑损伤	按致伤部位分类
010202	颌面部损伤	按致伤部位分类
010203	颈部损伤	按致伤部位分类
010204	胸部损伤	按致伤部位分类
010205	腹部损伤	按致伤部位分类
010206	脊柱/脊髓损伤	按致伤部位分类
010207	四肢损伤	按致伤部位分类
010208	骨盆骨折	按致伤部位分类
010209	泌尿、生殖系统损伤	按致伤部位分类
010210	多发性创伤	按致伤部位分类
0103	**锐器伤**	**按致伤原因分类**
010301	颅脑损伤	按致伤部位分类
010302	颌面部损伤	按致伤部位分类
010303	颈部损伤	按致伤部位分类
010304	胸部损伤	按致伤部位分类
010305	腹部损伤	按致伤部位分类
010306	脊柱/脊髓损伤	按致伤部位分类
010307	四肢损伤	按致伤部位分类
010308	骨盆骨折	按致伤部位分类
010309	泌尿、生殖系统损伤	按致伤部位分类
010310	多发性创伤	按致伤部位分类
0104	**坠落伤**	**按致伤原因分类**
010401	颅脑损伤	按致伤部位分类
010402	颌面部损伤	按致伤部位分类
010403	颈部损伤	按致伤部位分类
010404	胸部损伤	按致伤部位分类
010405	腹部损伤	按致伤部位分类

续表

代码	类型	说明
010406	脊柱/脊髓损伤	按致伤部位分类
010407	四肢损伤	按致伤部位分类
010408	骨盆骨折	按致伤部位分类
010409	泌尿、生殖系统损伤	按致伤部位分类
010410	多发性创伤	按致伤部位分类
0105	**爆炸伤**	**按致伤原因分类**
010501	颅脑损伤	按致伤部位分类
010502	颌面部损伤	按致伤部位分类
010503	颈部损伤	按致伤部位分类
010504	胸部损伤	按致伤部位分类
010505	腹部损伤	按致伤部位分类
010506	脊柱/脊髓损伤	按致伤部位分类
010507	四肢损伤	按致伤部位分类
010508	骨盆骨折	按致伤部位分类
010509	泌尿、生殖系统损伤	按致伤部位分类
010510	多发性创伤	按致伤部位分类
0106	**火器伤**	**按致伤原因分类**
010601	颅脑损伤	按致伤部位分类
010602	颌面部损伤	按致伤部位分类
010603	颈部损伤	按致伤部位分类
010604	胸部损伤	按致伤部位分类
010605	腹部损伤	按致伤部位分类
010606	脊柱/脊髓损伤	按致伤部位分类
010607	四肢损伤	按致伤部位分类
010608	骨盆骨折	按致伤部位分类
010609	泌尿、生殖系统损伤	按致伤部位分类
010610	多发性创伤	按致伤部位分类
0107	**烧烫伤**	**按致伤原因分类**
010701	颌面部损伤	按致伤部位分类

续表

代码	类型	说明
010702	颈部损伤	按致伤部位分类
010703	胸部损伤	按致伤部位分类
010704	腹部损伤	按致伤部位分类
010705	四肢损伤	按致伤部位分类
010706	泌尿、生殖系统损伤	按致伤部位分类
010707	多发性创伤	按致伤部位分类
0108	**挤压伤**	**按致伤原因分类**
010801	颅脑损伤	按致伤部位分类
010802	颌面部损伤	按致伤部位分类
010803	颈部损伤	按致伤部位分类
010804	胸部损伤	按致伤部位分类
010805	腹部损伤	按致伤部位分类
010806	脊柱/脊髓损伤	按致伤部位分类
010807	四肢损伤	按致伤部位分类
010808	骨盆骨折	按致伤部位分类
010809	泌尿、生殖系统损伤	按致伤部位分类
010810	多发性创伤	按致伤部位分类
0109	**撕脱伤**	**按致伤原因分类**
010901	头部损伤	按致伤部位分类
010902	颌面部损伤	按致伤部位分类
010903	颈部损伤	按致伤部位分类
010904	胸部损伤	按致伤部位分类
010905	腹部损伤	按致伤部位分类
010906	脊柱/脊髓损伤	按致伤部位分类
010907	四肢损伤	按致伤部位分类
010908	泌尿、生殖系统损伤	按致伤部位分类
010909	多发性创伤	按致伤部位分类
0110	**跌伤/扭伤**	**按致伤原因分类**
011001	颅脑损伤	按致伤部位分类

续表

代码	类型	说明
011002	颌面部损伤	按致伤部位分类
011003	颈部损伤	按致伤部位分类
011004	胸部损伤	按致伤部位分类
011005	腹部损伤	按致伤部位分类
011006	脊柱/脊髓损伤	按致伤部位分类
011007	四肢损伤	按致伤部位分类
011008	骨盆骨折	按致伤部位分类
011009	泌尿、生殖系统损伤	按致伤部位分类
011010	多发性创伤	按致伤部位分类
0111	**冻伤**	**按致伤原因分类**
011101	颌面部损伤	按致伤部位分类
011102	颈部损伤	按致伤部位分类
011103	胸部损伤	按致伤部位分类
011104	腹部损伤	按致伤部位分类
011105	四肢损伤	按致伤部位分类
011106	泌尿、生殖系统损伤	按致伤部位分类
011107	多发性创伤	按致伤部位分类
0112	**窒息/悬吊**	**按致伤原因分类**
0113	**动物伤**	**按致伤原因分类**
011301	颅脑损伤	按致伤部位分类
011302	颌面部损伤	按致伤部位分类
011303	颈部损伤	按致伤部位分类
011304	胸部损伤	按致伤部位分类
011305	腹部损伤	按致伤部位分类
011306	脊柱/脊髓损伤	按致伤部位分类
011307	四肢损伤	按致伤部位分类
011308	骨盆骨折	按致伤部位分类
011309	泌尿、生殖系统损伤	按致伤部位分类
011310	多发性创伤	按致伤部位分类

代码	类型	说明
0114	**性侵犯伤**	按致伤原因分类
011401	颅脑损伤	按致伤部位分类
011402	颌面部损伤	按致伤部位分类
011403	颈部损伤	按致伤部位分类
011404	胸部损伤	按致伤部位分类
011405	腹部损伤	按致伤部位分类
011406	脊柱/脊髓损伤	按致伤部位分类
011407	四肢损伤	按致伤部位分类
011408	骨盆骨折	按致伤部位分类
011409	泌尿、生殖系统损伤	按致伤部位分类
011410	多发性创伤	按致伤部位分类
0199	其他	
02	**循环系统急症**	
0201	急性冠脉综合征	
0202	急性心力衰竭	
0203	心律失常急症	
0204	高血压急症	
0205	急性心脏压塞	
0206	主动脉夹层	
0207	心搏骤停	
0299	其他	
03	**急性中毒/理化伤害**	
0301	药物中毒	
0302	农药中毒	
0303	有害气体中毒	
0304	化学品中毒	
0305	生物毒素中毒	
0306	急性酒精中毒	
0307	溺水	

续表

代码	类型	说明
0308	化学性烧伤(强酸、强碱)	
0309	电击伤	
0310	放射病(电离辐射)	
0311	中暑	
0312	高原病/减压病	
0399	其他	
04	**呼吸系统急症**	
0401	支气管哮喘	
0402	肺部感染	
0403	呼吸衰竭	
0404	气胸	
0405	急性呼吸窘迫综合征	
0406	慢性阻塞性肺疾病急性发作	
0407	咯血待查	
0408	呼吸道异物	
0499	其他	
05	**妇产科急症**	
0501	临产/早产	
0502	异位妊娠	
0503	羊水栓塞	
0504	阴道出血待查	
0505	腹痛待查	
0506	痛经	
0507	产后出血	
0508	胎膜早破	
0509	妊娠期高血压	
0510	妊娠反应	
0599	其他	

代码	类型	说明
06	**儿科急症**	
0601	高热惊厥	
0602	新生儿误吸综合征	
0603	小儿腹泻	
0699	其他	
07	**内分泌系统及代谢性急症**	
0701	糖尿病并发症	
0702	低血糖危象	
0703	甲状腺功能亢进危象	
0704	肾上腺皮质功能危象	
0705	垂体危象与垂体卒中	
0706	痛风	
0799	其他	
08	**泌尿、生殖系统急症**	
0801	急性肾功能衰竭	
0802	尿石症	
0803	泌尿、生殖系统感染	
0804	血尿待查	
0899	其他	
09	**神经系统急症**	
0901	脑卒中	
0902	癫痫	
0903	昏迷待查	
0904	眩晕综合征	
0905	重症肌无力	
0906	颅内感染	
0907	格林巴利综合征	
0999	其他	
10	**五官科急症**	
1001	急性会厌炎	

续表

代码	类型	说明
1002	鼻衄	
1003	急性喉头水肿	
1004	眼外伤	
1005	失明/失聪	
1006	五官异物	
1007	颞下颌关节急性脱位	
1099	其他	
11	**消化系统急症**	
1101	急腹症	
1102	消化道出血	
1103	急性肝衰竭	
1104	急性肠炎	
1199	其他	
12	**血液系统急症**	
1201	白血病并急性感染	
1202	急性重度贫血	
1203	出血待查	
1204	过敏性紫癜	
1299	其他	
13	**精神疾病**	
1301	抑郁症	
1302	强迫症	
1303	精神分裂症	
1304	神经官能症	
1305	惊恐障碍	
1306	精神异常待查	
13099	其他	
14	**传染性疾病**	
1401	流感	

代码	类型	说明
1402	肺结核	
1403	艾滋病	
1404	严重急性呼吸综合征(非典型肺炎)	
1405	中东呼吸综合征	
1406	新型冠状病毒肺炎(COVID-19)	
1407	梅毒	
1408	新型传染病	
1499	其他	
15	**其他急症**	
1501	高热	
1502	全身衰竭	
1503	癌症晚期急性并发症	
1599	其他	

 数据元说明

　　本数据元代码列表参考《院前医疗急救基本数据集(WS 542-2017)》中院前医疗急救初步诊断代码表。由于在该表创伤类急症大类中存在"按致伤原因分类"及"按致伤部位分类"两种方式并存的情况,因此在本数据元中该大类修正为三级目录。本数据元由院前急救医生在救治患者后填写,相比于呼叫受理和调度指挥属性中的初步诊断,是最为准确的,所以该数据元为强制填写(必需)且在提交病历信息后不允许修改。另外,院前急救医生按实际情况还可以输入初步诊断的相关文字说明。

7.24 急救措施

 急救措施——院前患者基本信息数据元专用属性

 定义

急救措施是指对患者在院前急救过程中所采取的相应急救措施的代码。

国家标准数据元	是	相关拒绝(PN)	否
浙江标准数据元	是	可否无数值(NV)	是
是否为核心数据元	是	可否为空	是
使用方法	必需	重现	1:M
内部标识符	HDSB05.12.231		

 属性

可否无数值(NV):不适用　　未记录

 约束

数据类型:字符串(String)　　最小长度:1　　最大长度:255

 代码列表

代码	类型	说明
01	开放气道	
02	吸痰	
03	气管插管	
04	给氧	
05	复苏球囊辅助呼吸	
06	呼吸机辅助呼吸	
07	心脏复苏术	
08	心电监护	
09	电除颤	
10	同步电复律	
11	建立静脉通道	

续表

代码	类型	说明
12	肌注	
13	胸穿排气	
14	临时起搏	
15	止血	
16	包扎	
17	夹板或三角巾固定	
18	颈托固定	
19	脊柱板固定	
20	接生	
21	催吐	
99	其他	

 数据元描述

　　本数据元由医生填写。在调度指挥基本信息数据元专用属性中,4.11 急救措施数据元由调度员对患者在调度过程中指导患者或附近相关采取相应急救(自救)措施,该动作不一定被执行,因此为"推荐"。而在医生遇到患者后,采取专业急救措施是必要的,因此本数据元使用方法为"必需"。在发生患者现场死亡等情况下,本数据元可以无数值。

7.25 诊断方法描述

诊断方法描述——院前患者基本信息数据元专用属性

定义

诊断方法描述是指对患者作出疾病诊断所采取的方法的描述。

国家标准数据元	是	相关拒绝(PN)	否
浙江标准数据元	是	可否无数值(NV)	是
是否为核心数据元	是	可否为空	是
使用方法	必需	重现	1:1
内部标识符	HDSB05.12.232		

属性

可否无数值(NV):不适用　　未记录

约束

数据类型:字符串(String)　　最小长度:1　　最大长度:255

7.26 诊断检查项目

❀诊断检查项目——院前患者基本信息数据元专用属性

 定义

诊断检查项目是指对患者罹患疾病作出诊断所涉及的检查项目的描述。

国家标准数据元	是	相关拒绝(PN)	否
浙江标准数据元	是	可否无数值(NV)	是
是否为核心数据元	是	可否为空	是
使用方法	必需	重现	1:1
内部标识符	HDSB05.12.233		

 属性

可否无数值(NV):不适用　未记录

 约束

数据类型:字符串(String)　最小长度:1　最大长度:255

7.27　诊断时间

诊断时间——院前患者基本信息数据元专用属性

 定义

诊断时间是指对患者罹患疾病作出诊断时的公元纪年日期和时间的描述。

国家标准数据元	是	相关拒绝(PN)	否
浙江标准数据元	是	可否无数值(NV)	是
是否为核心数据元	是	可否为空	是
使用方法	必需	重现	1:1
内部标识符	HDSB05.12.234		

 属性

可否无数值(NV):不适用　　未记录

约束

数据类型:日期时间(Date Time,DT)

最小包含值(Min Inclusive):1950-01-01T00:00:00-00:00

最大包含值(Max Inclusive):2100-01-01T00:00:00-00:00

样式:[0-9]{4}-[0-9]{2}-[0-9]{2}T[0-9]{2}:[0-9]{2}:[0-9]{2}(\.\d+)?(\+|—)[0-9]{2}:[0-9]{2}

 数据元说明

日期时间由如下格式的有限长度字符串组成:yyyy '_' mm '_' dd 'T' hh ':' mm ':' ss ('.' s+)? (zzzzzz)

格式	说明
yyyy	用一个四位数表示年
'_'	位于日期中不同部分的分隔符
mm	用一个两位数表示月
dd	用一个两位数表示日
T	日期和时间的分隔符
hh	用一个两位数表示小时
':'	小时、分、秒之间的分隔符
mm	用一个两位数表示分钟
ss	用一个两位数表示秒
'.' s+	(非必需)代表秒的小数部分
zzzzzz	(非必需)代表时区

7.28　医疗用药

医疗用药——院前患者基本信息数据元专用属性

定义

医疗用药是指药物通用名称。

国家标准数据元	是	相关拒绝(PN)	否
浙江标准数据元	是	可否无数值(NV)	是
是否为核心数据元	是	可否为空	是
使用方法	必需	重现	0：M
内部标识符	HDSB05.12.235		

属性

可否无数值(NV)：不适用　　未记录

约束

数据类型：字符串(String)　　最小长度：1　　最大长度：255

代码列表

代码	类型	说明
01	盐酸肾上腺素注射液	1mL：1mg
02	硫酸阿托品注射液	1mL：0.5mg
03	盐酸异丙肾上腺素注射液	2mL：1mg
04	尼可刹米注射液	1.5mL：0.375g
05	盐酸洛贝林注射液	1mL：3mg
06	盐酸多巴胺注射液	2mL：20mg
07	重酒石酸间羟胺注射液	1mL：10mg 间羟胺（相当于重酒石酸间羟胺 19mg）
08	去乙酰毛花苷注射液	2mL：0.4mg
09	硝酸甘油注射液	1mL：5mg
10	盐酸维拉帕米注射液	2mL：5mg

续表

代码	类型	说明
11	盐酸胺碘酮注射液	3mL：150mg
12	盐酸利多卡因注射液	10mL：0.2g
13	盐酸乌拉地尔注射液	5mL：25mg
14	地西泮注射液	2mL：10mg
15	苯巴比妥钠注射液	1mL：0.1g
16	氨茶碱注射液	2mL：0.25g
17	呋塞米注射液	2mL：20mg
18	盐酸纳洛酮注射液	1mL：400ug
19	复方氨林巴比妥注射液	2mL
20	硫酸罗通定注射液	2mL：60mg
21	地塞米松磷酸钠注射液	1mL：5mg
22	盐酸氯丙嗪注射液	2mL：50mg
23	盐酸异丙嗪注射液	2mL：50mg
24	血凝酶注射剂	1000U
25	碘解磷定注射液	20mL：0.5g
26	盐酸消旋山莨菪碱注射液	1mL：10mg
27	盐酸甲氧氯普胺注射液	1mL：10mg
28	葡萄糖酸钙注射液	10mL：1g
29	50％葡萄糖注射液	20mL：10g
30	硫酸镁注射液	10mL：2.5g
31	赖氨匹林注射剂	0.9g
32	硫酸沙丁胺醇气雾剂	20mg(100μg/揿，200 揿/瓶)
33	氯化钠注射液	250mL
34	5％葡萄糖注射液	250mL
35	氯化钠注射液	500mL
36	5％葡萄糖注射液	500mL
37	甘露醇注射液	250mL
38	复方氯化钠注射液	500mL
39	碳酸氢钠注射液	250mL

代码	类型	说明
40	硝酸甘油片	0.5mg
41	硝苯地平片	10mg
42	去痛片(索米痛)	0.37mg
43	阿司匹林肠溶片	0.1g
44	普萘洛尔片	10mg
45	沙丁胺醇片	2.4mg
46	10%葡萄糖注射液(直立)	250mL
47	10%葡萄糖注射液(直立)	500mL
99	其他	

7.29 用药数量(剂量)

 ※用药数量(剂量)——院前患者基本信息数据元专用属性

 定义

用药数量(剂量)是指急救中所用药物的数量(剂量)。

国家标准数据元	是	相关拒绝(PN)	否
浙江标准数据元	是	可否无数值(NV)	是
是否为核心数据元	是	可否为空	是
使用方法	必需	重现	1:1
内部标识符	HDSB05.12.236		

 属性

可否无数值(NV):不适用　　未记录

约束

数据类型:小数(Decimal)　　总位数(Total Digits):9　　小数位数(Fraction Digits):3

7.30　用药数量(剂量)单位

※用药数量(剂量)单位——院前患者基本信息数据元专用属性

 定义

用药数量(剂量)单位是指急救中所用药物的数量(剂量)单位。

国家标准数据元	否	相关拒绝(PN)	否
浙江标准数据元	是	可否无数值(NV)	是
是否为核心数据元	是	可否为空	是
使用方法	必需	重现	1:1
内部标识符	HDSB05.12.237		

 属性

可否无数值(NV):不适用　　未记录

 约束

数据类型:字符串(String)　　最小长度:1　　最大长度:255

代码列表

代码	类型[中文名 英文(缩写)]	说明
01	克 Grams (gms)	
02	保持静脉通畅 Keep vein open (KVO)	
03	升 Liters (L)	
04	升/秒 Liters per minute (L/min [fluid])	
05	剂 Metered dose (MDI)	
06	微克 Micrograms (mcg)	
07	微克/(千克·分钟)Micrograms per kilogram per minute [mcg/(kg·min)]	
08	毫克 Milligrams (mg)	
09	毫克/(千克·分钟)Milligrams per kilogram per minute [mcg/(kg·min)]	
10	毫升 Milliliters (mL)	
11	毫升/小时 Milliliters per Hour (mL/h)	
12	其他 Other	

7.31 用药时间

 用药时间——院前患者基本信息数据元专用属性

 定义

用药时间是指给患者用药的公元纪年日期和时间。

国家标准数据元	否	相关拒绝(PN)	否
浙江标准数据元	是	可否无数值(NV)	是
是否为核心数据元	是	可否为空	是
使用方法	必需	重现	1:1
内部标识符	HDSB05.12.238		

 属性

可否无数值(NV):不适用　　未记录

 约束

数据类型:日期时间(Date Time,DT)

最小包含值(Min Inclusive):1950-01-01T00:00:00-00:00

最大包含值(Max Inclusive):2100-01-01T00:00:00-00:00

样式:[0-9]{4}-[0-9]{2}-[0-9]{2}T[0-9]{2}:[0-9]{2}:[0-9]{2}(\.\d+)?(\+|-)[0-9]{2}:[0-9]{2}

数据元说明

日期时间由如下格式的有限长度字符串组成:yyyy '_' mm '_' dd 'T' hh ':' mm ':' ss ('.' s+)? (zzzzzz)

格式	说明
yyyy	用一个四位数表示年
'_'	位于日期中不同部分的分隔符
mm	用一个两位数表示月
dd	用一个两位数表示日
T	日期和时间的分隔符
hh	用一个两位数表示小时
':'	小时、分、秒之间的分隔符
mm	用一个两位数表示分钟
ss	用一个两位数表示秒
'.' s+	(非必需)代表秒的小数部分
zzzzzz	(非必需)代表时区

7.32　用药反应

 用药反应——院前患者基本信息数据元专用属性

 定义

用药反应是指在急救中药物通过各种途径进入人体后,患者病情症状的反应。

国家标准数据元	否	相关拒绝(PN)	否
浙江标准数据元	是	可否无数值(NV)	是
是否为核心数据元	是	可否为空	是
使用方法	必需	重现	1:1
内部标识符	HDSB05.12.239		

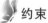 **属性**

可否无数值(NV):不适用　　未记录

 约束

数据类型:字符串(String)　　最小长度:1　　最大长度:255

 代码列表

代码	类型	说明
01	改善	
02	无变化	
03	恶化	

7.33 病情变化

✿病情变化——院前患者基本信息数据元专用属性

定义

病情变化是指病情变化的类别在特定编码体系中的代码。

国家标准数据元	是	相关拒绝(PN)	否
浙江标准数据元	是	可否无数值(NV)	是
是否为核心数据元	是	可否为空	是
使用方法	必需	重现	1:1
内部标识符	HDSB05.12.240		

属性

可否无数值(NV):不适用　　未记录

约束

数据类型:字符串(String)　　最小长度:1　　最大长度:255

代码列表

代码	类型	说明
01	好转	
02	无变化	
03	现场死亡	
04	到达时已死亡	
05	途中死亡	
06	恶化	

7.34　出诊结果

※出诊结果——院前患者基本信息数据元专用属性

定义

出诊结果是指急救车辆出诊结果在特定编码体系中的代码。

国家标准数据元	是	相关拒绝(PN)	否
浙江标准数据元	是	可否无数值(NV)	是
是否为核心数据元	是	可否为空	是
使用方法	必需	重现	1:1
内部标识符	HDSB05.12.241		

属性

可否无数值(NV):不适用　　未记录

约束

数据类型:字符串(String)　　最小长度:1　　最大长度:255

代码列表

代码	类型	说明
1	送往目的地	目的地包括医院、患者家、机场等
2	特殊情况	
2.1	就地处置	在现场处理但拒绝送院或无须送院,该车辆任务终止
2.2	他车接走	急救病患被其他车辆送走,该车辆任务终止
2.3	车到人走	急救病患离开现场,该车辆任务终止
2.4	无人接应	急救车到达现场无法联系到病患,该车辆任务终止
2.5	死亡(死亡不送)	急救车到达现场因病患已死亡(到现场后应该是就地处置过的,用心电图检查等确认病患已死亡),该车辆任务终止,建议名称备注为"死亡不送"

续表

代码	类型	说明
2.6	派车后急救病患退车	
2.7	假警	
2.8	交通事故	救护车发生交通事故,该车辆任务终止
2.9	车辆故障	救护车发生故障,该车辆任务终止
2.10	交通堵塞	交通堵塞,该车辆任务终止

 数据元描述

　　出诊结果包括正常结果(送往目的地)及特殊情况(4.62 特殊情况)。因此,本数据元与 4.62 特殊情况的数据元不同。

7.35　接诊医院

⁂ **接诊医院──院前患者基本信息数据元专用属性**

 定义

接诊医院是指接诊医院的组织机构名称。

国家标准数据元	是	相关拒绝(PN)	否
浙江标准数据元	是	可否无数值(NV)	是
是否为核心数据元	是	可否为空	否
使用方法	必需	重现	1:1
内部标识符	HDSB05.12.242		

 属性

可否无数值(NV):不适用　　未记录

约束

数据类型:字符串(String)　　最小长度:1　　最大长度:255

数据元说明

对于患者现场死亡等出车任务,本数据元可以无数值。

7.36 转诊医院

 转诊医院——院前患者基本信息数据元专用属性

定义

转诊医院是指转诊医院的组织机构名称。

国家标准数据元	是	相关拒绝(PN)	否
浙江标准数据元	是	可否无数值(NV)	是
是否为核心数据元	是	可否为空	否
使用方法	必需	重现	1:1
内部标识符	HDSB05.12.243		

 属性

可否无数值(NV):不适用　　未记录

 约束

数据类型:字符串(String)　　最小长度:1　　最大长度:255

数据元说明

对于非转诊等任务,本数据元可以无数值。

7.37 送达地点

 送达地点——院前患者基本信息数据元专用属性

 定义

送达地点是指将患者送往目的地的地点。

国家标准数据元	是	相关拒绝(PN)	否
浙江标准数据元	是	可否无数值(NV)	是
是否为核心数据元	是	可否为空	是
使用方法	必需	重现	1:1
内部标识符	HDSB05.12.244		

 属性

可否无数值(NV):不适用　　未记录

 约束

数据类型:字符串(String)　　最小长度:0　　最大长度:255

7.38 应收费

※ **应收费——院前患者基本信息数据元专用属性**

 定义

应收费是指院前医疗急救中应向患者收取的费用。

国家标准数据元	是	相关拒绝(PN)	否
浙江标准数据元	是	可否无数值(NV)	是
是否为核心数据元	是	可否为空	是
使用方法	必需	重现	1:1
内部标识符	HDSB05.12.245		

 属性

可否无数值(NV):不适用　　未记录

 约束

数据类型:正整数(Positive Integer)　　最小长度:0　　最大长度:1000000

7.39　实收费

实收费——院前患者基本信息数据元专用属性

 定义

实收费是指院前医疗急救中实际向患者收取的费用。

国家标准数据元	是	相关拒绝(PN)	否
浙江标准数据元	是	可否无数值(NV)	是
是否为核心数据元	是	可否为空	是
使用方法	必需	重现	1:1
内部标识符	HDSB05.12.246		

 属性

可否无数值(NV):不适用　　未记录

 约束

数据类型:正整数(Positive Integer)　最小长度:0　最大长度:1000000

7.40 欠 费

 欠费——院前患者基本信息数据元专用属性

定义

欠费是指院前医疗急救中患者所赊欠的费用。

国家标准数据元	是	相关拒绝(PN)	否
浙江标准数据元	是	可否无数值(NV)	是
是否为核心数据元	是	可否为空	是
使用方法	必需	重现	1:1
内部标识符	HDSB05.12.247		

属性

可否无数值(NV)：不适用　　未记录

约束

数据类型：正整数(Positive Integer)　　最小长度：0　　最大长度：1000000

7.41　接诊医生

 接诊医生——院前患者基本信息数据元专用属性

 定义

接诊医生是指接诊医生在公安管理部门正式登记注册的姓氏和名称。

国家标准数据元	是	相关拒绝（PN）	否
浙江标准数据元	是	可否无数值（NV）	是
是否为核心数据元	是	可否为空	是
使用方法	必需	重现	1:M
内部标识符	HDSB05.12.248		

 属性

可否无数值（NV）:不适用　未记录

 约束

数据类型:字符串（String）　最小长度:1　最大长度:255

 数据元说明

在执行跨区域转运、下送等非院前急救任务时,任务有可能出现没有接诊医生的情况。

7.42 接诊医生编号

❋接诊医生编号——调度指挥基本信息数据元专用属性

 定义

接诊医生编号是指接诊医生在特定编码体系中的唯一编号。

国家标准数据元	是	相关拒绝(PN)	否
浙江标准数据元	是	可否无数值(NV)	是
是否为核心数据元	是	可否为空	是
使用方法	必需	重现	1:M
内部标识符	HDSB05.12.249		

 属性

可否无数值(NV):不适用　未记录

约束

数据类型:字符串(String)　最小长度:1　最大长度:25

数据元说明

一般情况下,接诊医生编号是该医生在急救中心的工号。在执行跨区域转运、下送等非院前急救任务时,任务有可能出现没有接诊医生的情况,此时本数据元可以无数值。

7.43　接诊护士

 接诊护士——院前患者基本信息数据元专用属性

 定义

接诊护士是指接诊护士在公安管理部门正式登记注册的姓氏和名称。

国家标准数据元	是	相关拒绝(PN)	否
浙江标准数据元	是	可否无数值(NV)	是
是否为核心数据元	否	可否为空	是
使用方法	必需	重现	1:M
内部标识符	HDSB05.12.250		

 属性

可否无数值(NV):不适用　　未记录

 约束

数据类型:字符串(String)　　最小长度:1　　最大长度:255

 数据元说明

目前,有相当部分急救机构没有配备护士。即使配备护士,在某些任务中也可能无护士参与。

7.44 接诊护士编号

 接诊护士编号——院前患者基本信息数据元专用属性

 定义

接诊护士编号是指接诊护士在特定编码体系中的唯一编号。

国家标准数据元	是	相关拒绝(PN)	否
浙江标准数据元	是	可否无数值(NV)	是
是否为核心数据元	否	可否为空	是
使用方法	必需	重现	1:M
内部标识符	HDSB05.12.251		

 属性

可否无数值(NV)：不适用　　未记录

 约束

数据类型：字符串(String)　　最小长度：1　　最大长度：25

 数据元说明

一般情况下，接诊护士编号是该护士在急救中心的工号。目前，有相当部分急救机构没有配备护士。即使配备护士，在某些任务中也可能无护士参与，此时本数据元可以无数值。

7.45　接诊担架员

 接诊担架员——院前患者基本信息数据元专用属性

 定义

接诊担架员是指接诊担架员在公安管理部门正式登记注册的姓氏和名称。

国家标准数据元	否	相关拒绝(PN)	否
浙江标准数据元	是	可否无数值(NV)	是
是否为核心数据元	是	可否为空	是
使用方法	必需	重现	1:M
内部标识符	HDSB05.12.252		

 属性

可否无数值(NV):不适用　　未记录

 约束

数据类型:字符串(String)　　最小长度:1　　最大长度:25

 数据元说明

目前,有部分急救机构没有配备担架员。即使配备担架员,某些任务也可能无担架员参与。

7.46　接诊担架员编号

 接诊担架员编号——院前患者基本信息数据元专用属性

 定义

接诊担架员编号是指接诊担架员在特定编码体系中的唯一编号。

国家标准数据元	是	相关拒绝(PN)	否
浙江标准数据元	是	可否无数值(NV)	是
是否为核心数据元	是	可否为空	是
使用方法	必需	重现	1:M
内部标识符	HDSB05.12.253		

属性

可否无数值(NV):不适用　　未记录

约束

数据类型:字符串(String)　　最小长度:1　　最大长度:25

数据元说明

一般情况下,接诊担架员编号是该担架员在急救中心的工号。目前,有部分急救机构没有配备担架员。即使配备担架员,某些任务也可能无担架员参与,此时本数据元可以无数值。

7.47　接诊急救员

 接诊急救员——院前患者基本信息数据元专用属性

 定义

接诊急救员是指接诊急救员在公安管理部门正式登记注册的姓氏和名称。

国家标准数据元	否	相关拒绝(PN)	否
浙江标准数据元	是	可否无数值(NV)	是
是否为核心数据元	否	可否为空	是
使用方法	必需	重现	1:M
内部标识符	HDSB05.12.254		

 属性

可否无数值(NV):不适用　　未记录

 约束

数据类型:字符串(String)　　最小长度:1　　最大长度:25

 数据元说明

目前,大部分急救机构没有配备急救员。即使配备急救员,某些任务也可能无急救员参与。

7.48 接诊急救员编号

❀接诊急救员编号——调度指挥基本信息数据元专用属性

 定义

接诊急救员编号是指接诊急救员在特定编码体系中的唯一编号。

国家标准数据元	否	相关拒绝(PN)	否
浙江标准数据元	是	可否无数值(NV)	是
是否为核心数据元	否	可否为空	是
使用方法	必需	重现	1:M
内部标识符	HDSB05.12.255		

 属性

可否无数值(NV):不适用   未记录

 约束

数据类型:字符串(String)   最小长度:1   最大长度:25

 数据元说明

一般情况下,接诊急救员编号是该急救员在急救中心的工号。目前,大部分急救机构没有配备急救员。即使配备急救员,某些任务也可能无急救员参与,此时本数据元可以无数值。

7.49　接诊驾驶员

 接诊驾驶员——院前患者基本信息数据元专用属性

 定义

接诊驾驶员是指接诊驾驶员在公安管理部门正式登记注册的姓氏和名称。

国家标准数据元	否	相关拒绝(PN)	否
浙江标准数据元	是	可否无数值(NV)	否
是否为核心数据元	是	可否为空	否
使用方法	强制	重现	1:M
内部标识符	HDSB05.12.256		

 约束

数据类型:字符串(String)　　最小长度:1　　最大长度:25

 数据元说明

没有驾驶员是无法执行出诊任务的。即使在非院前急救任务中,可以没有接诊医生,但也不可以没有驾驶员,因此本数据元不可为无数值。

7.50 接诊驾驶员编号

接诊驾驶员编号——调度指挥基本信息数据专用属性

定义

接诊驾驶员编号是指接诊驾驶员在特定编码体系中的唯一编号。

国家标准数据元	否	相关拒绝(PN)	否
浙江标准数据元	是	可否无数值(NV)	否
是否为核心数据元	是	可否为空	否
使用方法	强制	重现	1:M
内部标识符	HDSB05.12.257		

约束

数据类型:字符串(String)　　最小长度:1　　最大长度:25

数据元说明

一般情况下,接诊驾驶员编号是该驾驶员在急救中心的工号。

7.51　危重病抢救记录

 危重病抢救记录——院前患者基本信息数据元专用属性

 定义

危重病抢救记录是对伤者实施抢救情况的追加描述。

国家标准数据元	是	相关拒绝(PN)	是
浙江标准数据元	是	可否无数值(NV)	是
是否为核心数据元	是	可否为空	是
使用方法	必需	重现	1:1
内部标识符	HDSB05.12.258		

属性

可否无数值(NV):不适用　　未记录

约束

数据类型:字符串(String)　　最小长度:0　　最大长度:255

第8章

组织机构基本信息数据元专用属性

8.1 机构名称

机构名称——组织机构基本信息数据元专用属性

 定义

机构名称是指院前医疗急救机构的组织机构正式名称。

国家标准数据元	否	相关拒绝(PN)	否
浙江标准数据元	是	可否无数值(NV)	否
是否为核心数据元	是	可否为空	否
使用方法	强制	重现	1:1
内部标识符	HDSB05.12.259		

 约束

数据类型:字符串(String)　　最小长度:1　　最大长度:255

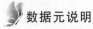 **数据元说明**

院前医疗急救机构的机构名称一般为该单位组织机构代码证、事业单位法人证上的正式名称。

8.2　机构代码

机构代码——组织机构基本信息数据元专用属性

定义

机构代码是指院前医疗急救机构在信息系统内的唯一编号。

国家标准数据元	否	相关拒绝(PN)	否
浙江标准数据元	是	可否无数值(NV)	否
是否为核心数据元	是	可否为空	否
使用方法	强制	重现	1:1
内部标识符	HDSB05.12.260		

约束

数据类型:字符串(String)　　最小长度:18　　最大长度:18

数据元说明

根据国家标准委发布的强制性国家标准《法人和其他组织统一社会信用代码编码规则》,建议该数据元使用法人和其他组织统一社会信用代码,统一社会信用代码为 18 位。该标准规定,统一社会信用代码用 18 位阿拉伯数字或大写英文字母表示,分别是 1 位登记管理部门代码、1 位机构类别代码、6 位登记管理机关行政区划码、9 位主体标识码和 1 位校验码。

8.3 机构类型

※**机构类型——组织机构基本信息数据元专用属性**

 定义

机构类型是指院前医疗急救机构的机构类型。

国家标准数据元	否	相关拒绝(PN)	否
浙江标准数据元	是	可否无数值(NV)	否
是否为核心数据元	是	可否为空	否
使用方法	强制	重现	1:1
内部标识符	HDSB05.12.261		

 约束

数据类型:字符串(String)　　最小长度:1　　最大长度:255

代码列表

代码	类型	说明
01	急救中心	急救机构类型为急救中心(一般为地市级及其以上的机构)
02	急救分中心	急救机构类型为急救分中心(一般为县区级机构)
03	急救站	急救机构类型为急救站(一般为县区级机构)
04	网络医院	参与院前急救工作的网络医院
05	其他	其他参与院前急救工作的机构

8.4　业务上级机构名称

※业务上级机构名称——组织机构基本信息数据元专用属性

 定义

业务上级机构名称是指院前医疗急救机构的机构类型。

国家标准数据元	否	相关拒绝(PN)	否
浙江标准数据元	是	可否无数值(NV)	是
是否为核心数据元	是	可否为空	是
使用方法	必需	重现	1:1
内部标识符	HDSB05.12.262		

 属性

可否无数值(NV):不适用　　未记录

 约束

数据类型:字符串(String)　　最小长度:1　　最大长度:255

 数据元说明

本数据元是指各级院前急救机构的业务上级机构名称(并非行政上级机构,如区县卫生健康局、地市卫生健康委员会等)。省级院前急救机构若无业务上级机构名称,该数据元可以为空。业务上级机构名称一般为该单位组织机构代码证、事业单位法人证上的正式名称。

8.5 业务上级机构代码

 业务上级机构代码——组织机构基本信息数据元专用属性

定义

业务上级机构代码是指业务上级院前医疗急救机构在信息系统内的唯一编号。

国家标准数据元	否	相关拒绝(PN)	否
浙江标准数据元	是	可否无数值(NV)	是
是否为核心数据元	否	可否为空	是
使用方法	必需	重现	1:1
内部标识符	HDSB05.12.263		

 属性

可否无数值(NV):不适用　未记录

 约束

数据类型:字符串(String)　最小长度:18　最大长度:18

数据元说明

本数据元是指各级院前急救机构的业务上级机构名称(并非行政上级机构,如区县卫生健康局、地市卫生健康委员会等)。省级院前急救机构若无业务上级机构名称,该数据元可以为空。

8.6　所属行政区

 所属行政区——组织机构基本信息数据元专用属性

 定义

所属行政区是指院前医疗急救机构所属行政区的正式名称。

国家标准数据元	否	相关拒绝(PN)	否
浙江标准数据元	是	可否无数值(NV)	否
是否为核心数据元	是	可否为空	否
使用方法	强制	重现	1∶1
内部标识符	HDSB05.12.264		

 约束

数据类型：字符串（String）　　最小长度：0 最大长度：255

 数据元说明

本数据元具体名称以中国国家统计局统计用区划和城乡划分代码为标准，网址：http://www.stats.gov.cn/tjsj/tjbz/tjyqhdmhcxhfdm/。如宁波市急救中心所属行政区为宁波市，宁波市急救中心北仑分中心所属行政区为宁波市北仑区，宁海急救站所属行政区为宁波市宁海县。

8.7 所属行政区编码

 所属行政区编码——组织机构基本信息数据元专用属性

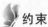 **定义**

所属行政区编码是指院前医疗急救机构所属行政区的行政编号。

国家标准数据元	否	相关拒绝(PN)	否
浙江标准数据元	是	可否无数值(NV)	否
是否为核心数据元	是	可否为空	否
使用方法	强制	重现	1:1
内部标识符	HDSB05.12.265		

 约束

数据类型:字符串(String)　　最小长度:12　　最大长度:12

 数据元说明

本数据元具体编码以中国国家统计局统计用区划和城乡划分代码为标准,网址:http://www.stats.gov.cn/tjsj/tjbz/tjyqhdmhcxhfdm/。各级院前急救机构按照机构类型选择适合的各级所属行政区编码。如宁波市急救中心所属行政区编码为330200000000(宁波市),宁波市急救中心北仑分中心所属行政区编码为330206000000(宁波市北仑区),宁海急救站所属行政区编码为330226000000(宁波市宁海县)。

8.8　机构地址

 机构地址——组织机构基本信息数据元专用属性

 定义

机构地址是指院前医疗急救机构所在地址。

国家标准数据元	否	相关拒绝(PN)	否
浙江标准数据元	是	可否无数值(NV)	否
是否为核心数据元	是	可否为空	否
使用方法	强制	重现	1:1
内部标识符	HDSB05.12.266		

 约束

数据类型:字符串(String)　　最小长度:1　　最大长度:255

 数据元说明

机构地址一般为院前医疗急救机构办公所在地址。

8.9 机构联系电话

机构联系电话——组织机构基本信息数据元专用属性

定义

机构联系电话是指院前医疗急救机构对外公布的联系电话(非120报警电话)。

国家标准数据元	否	相关拒绝(PN)	否
浙江标准数据元	是	可否无数值(NV)	否
是否为核心数据元	是	可否为空	否
使用方法	强制	重现	1:M
内部标识符	HDSB05.12.267		

约束

数据类型:字符串(String)　　最小长度:0　　最大长度:255

样式:

手机号码——[1-9][0-9][0-9][0-9][0-9][0-9][0-9][0-9][0-9][0-9][0-9]

固定电话号码——[0-9][0-9][0-9][0-9][0-9][0-9][0-9][0-9][0-9][0-9][0-9][0-9]

数据元说明

手机号码有11位数;固定电话为区位码加电话号码,共计12位数。

8.10　机构地址经度

 机构地址经度——组织机构基本信息数据元专用属性

定义

机构地址经度是对院前医疗急救机构所在地的详细经度的描述。

国家标准数据元	否	相关拒绝（PN）	否
浙江标准数据元	是	可否无数值（NV）	否
是否为核心数据元	否	可否为空	否
使用方法	可选	重现	0:1
内部标识符	HDSB05.12.268		

 约束

样式:(\+|—)? (90(\.[0]{1,6})? |([1-8][0-9]|[0-9])(\.[0-9]{1,6})?)

数据元说明

来电经度样式包含如下格式的"经度"。

经度最小值为-90,最大值为+90,最多包含 6 位小数。

8.11 机构地址纬度

 机构地址纬度——组织机构基本信息数据元专用属性

定义

机构地址纬度是对院前医疗急救机构所在地的详细纬度的描述。

国家标准数据元	否	相关拒绝(PN)	否
浙江标准数据元	是	可否无数值(NV)	否
是否为核心数据元	否	可否为空	否
使用方法	可选	重现	0:1
内部标识符	HDSB05.12.269		

 约束

样式:(\+|一)? (180(\.[0]{1,6})? |(1[0-7][0-9]|[1-9][0-9]|[0-9])(\.[0-9]{1,6})?)

数据元说明

来电纬度样式包含如下格式的"纬度"。

纬度最小值为−180,最大值为+180,最多包含 6 位小数。

8.12 机构行政级别

 机构行政级别——组织机构基本信息数据元专用属性

 定义

机构行政级别是指院前医疗急救机构的行政级别。

国家标准数据元	否	相关拒绝(PN)	否
浙江标准数据元	是	可否无数值(NV)	否
是否为核心数据元	否	可否为空	否
使用方法	可选	重现	0:1
内部标识符	HDSB05.12.270		

 约束

数据类型:字符串(String)   最小长度:1   最大长度:255

 代码列表

代码	类型	说明
01	正厅级	
02	副厅级	
03	正处级	
04	副处级	
05	科级及以下	
06	其他	

 数据元说明

若非独立法人机构的院前医疗急救组织,该数据元代码选择"其他"。

8.13 上级主管单位

 上级主管单位——组织机构基本信息数据元专用属性

 定义

上级主管单位是指院前医疗急救机构的上级主管单位(卫生行政部门或其他行政部门)。

国家标准数据元	否	相关拒绝(PN)	否
浙江标准数据元	是	可否无数值(NV)	否
是否为核心数据元	是	可否为空	否
使用方法	强制	重现	1:1
内部标识符	HDSB05.12.271		

 约束

数据类型:字符串(String)　最小长度:1　最大长度:255

 数据元说明

该数据元指院前医疗急救机构的上级行政主管单位,一般为当地卫生健康行政部门。

索 引

续表

续表

续表

续表

数据元		内部标识符	页码
	接诊护士编号	HDSB05.12.251	370
	接诊担架员	HDSB05.12.252	371
	接诊担架员编号	HDSB05.12.253	372
	接诊急救员	HDSB05.12.254	373
	接诊急救员编号	HDSB05.12.255	374
	接诊驾驶员	HDSB05.12.256	375
	接诊驾驶员编号	HDSB05.12.257	376
J	机构名称	HDSB05.12.259	378
	机构代码	HDSB05.12.260	379
	机构类型	HDSB05.12.261	380
	机构地址	HDSB05.12.266	385
	机构联系电话	HDSB05.12.267	386
	机构地址经度	HDSB05.12.268	387
	机构地址纬度	HDSB05.12.269	388
	机构行政级别	HDSB05.12.270	389
K	靠近路名	HDSB05.12.051	105
	流水号(呼叫受理)	HDSB05.12.001	011
	来电号码	HDSB05.12.002	013
	来电类别代码	HDSB05.12.003	014
	来电所在地址	HDSB05.12.010	021
	来电经度	HDSB05.12.011	022
	来电纬度	HDSB05.12.012	023
L	联系电话(呼叫受理)	HDSB05.12.018	029
	联系电话(调度指挥)	HDSB05.12.062	116
	流水号(突发事件)	HDSB05.12.131	227
	路途用时	HDSB05.12.165	266
	流水号(院前患者)	HDSB05.12.208	309
	联系电话(院前患者)	HDSB05.12.215	317
N	年龄(呼叫受理)	HDSB05.12.025	036
	年龄(院前患者)	HDSB05.12.211	313

续表

续表